Massagem Terapêutica
para Doenças das Áreas Vitais

Tratamento Marma

S. V. Govindan

Massagem Terapêutica para Doenças das Áreas Vitais

Tratamento Marma

Tradução:
Selma Borghesi Muro

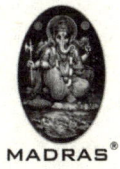

MADRAS®

Publicado originalmente em inglês sob o título *Massage Therapy for Diseases of Vital Areas*, por Abhinav Publications.
© 2005, S.V. Govindan
Direitos de edição e tradução para todos os países de língua portuguesa.
Tradução autorizada do inglês.
© 2017, Madras Editora Ltda.

Editor:
Wagner Veneziani Costa

Produção e Capa:
Equipe Técnica Madras

Tradução:
Selma Borghesi Muro

Revisão:
Arlete Genari
Luciana Moreira
Carolina Hidalgo Castelani

Dados Internacionais de Catalogação na Publicação (CIP)
(Câmara Brasileira do Livro, SP, Brasil)

Govindan, S. V.
Massagem terapêutica para doenças das áreas vitais: tratamento marma/S. V. Govindan; Tradução Selma Borghesi Muro. – São Paulo: Madras, 2017.
Título original: Massage therapy for diseases of vital areas.
ISBN 978-85-370-0414-2

1. Massagem terapêutica 2. Medicina alternativa 3. Medicina ayurvédica 4. Saúde – Promoção 5. Sistemas terapêuticos
I. Título.
08-09594 CDD-615.53

Índices para catálogo sistemático:
1. Marmas: Pontos vitais: Massagem terapêutica: Medicina ayurvédica
615.53

Proibida a reprodução total ou parcial desta obra, de qualquer forma ou por qualquer meio eletrônico, mecânico, inclusive por meio de processos xerográficos, incluindo ainda o uso da internet, sem a permissão expressa da Madras Editora, na pessoa de seu editor (Lei nº 9.610, de 19/2/1998).

Todos os direitos desta edição, em língua portuguesa, reservados pela

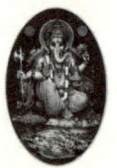

MADRAS EDITORA LTDA.
Rua Paulo Gonçalves, 88 – Santana
CEP: 02403-020 – São Paulo/SP
Caixa Postal: 12183 – CEP: 02013-970 – SP
Tel.: (11) 2281-5555 – Fax: (11) 2959-3090
www.madras.com.br

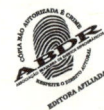

Índice

Prefácio 9

1. A História dos Marmas 11

2. O Papel do Prana nos Marmas 13

Princípio da propulsão; Srotas, Principais funções de Vata e dos cinco Pranas, Princípio da termogênese, As cinco biles, Princípio de coesão, As cinco mucosas

3. Os Marmas e os Chacras 27

4. Marmas 33

Composição dos Marmas; Marmas nas mãos e nas pernas; Marmas Abdominais, Marmas Torácicos, Marmas na parte posterior, Marmas no pescoço, Marmas na cabeça

5. Os Marmas de Siddhas 67

6. Marma Nidana (Patologia dos Marmas) 69

Exame dos Marmas, Apalpação dos Marmas, Sinais de problema no Marma Hridaya, Sinais de problema no Marma Shiro, Sinais de problema no Marma Basti, Relação dos Marmas com a mente

7. Marma Chikitsa (Tratamento dos Marmas) 77

Marma terapia massagem, Tratamento de Marma com pasta de ervas, Tratamento por Agnikarma, Tratamento por Ksharakarma (Alcalóides), Tratamento por sangramento, Cirurgia, Aspecto Preventivo

8. Em Busca da Saúde Perfeita 89

Benefícios do aleamento da cabeça, orelhas e umbigo. Benefícios do errino,* Tratamento das doenças dos Marmas, Tratamento para o Marma Hridaya, da Marma da Cabeça, Marma Basti (bexiga), Pasta para Marma

---

* NT: Errhines (ou errinos) são substâncias que quando aplicadas à membrana de forro das narinas ocasionam uma descarga de fluido mucoso.

9. Os Marmas e a Ioga 99

Glossário 109

(1) As ervas e seus nomes botânicos 109

(2) Ajuda com termos técnicos 111

Índice Remissivo 115

Prefácio

Quando falei sobre Marmas no livro *Ayurvedic Massage for Health and Healing* [Massagem Ayurvédica para Saúde e Cura], muitos leitores me perguntaram por que mencionei esse assunto em um livro sobre massagem. Apesar de ter explicado de forma sucinta o papel dos Marmas nas técnicas de massagem, alguns praticantes solicitaram mais informações sobre os Marmas e sobre que tipo de tratamento poderia ser feito caso eles fossem lesados.

A partir do interesse dessas pessoas, procurei buscar as informações necessárias em vários livros e preparei este novo trabalho.

De acordo com explicação da Ayurveda, as doenças como dor de cabeça, problema urinário, torcicolo, paralisia facial, hemicrania (dor de cabeça unilateral), dor cardíaca, doenças psicossomáticas, entre outras estão diretamente ligadas a determinados marmas.

Os chacras têm conexão com alguns marmas. Dessa forma, a concentração de prana nos chacras tem efeito direto nos respectivos Marmas.

Para que haja a devida proteção dos Marmas e em benefício da boa saúde, deve-se praticar ásanas, mudras, Pranayamas e meditação. Espero que este livro possa ajudar os leitores que querem saber um pouco mais sobre Marmas e de que forma podem ser tratados em caso de lesão.

A saúde é sua maior riqueza.

Changanacherry

S. V. Govindan

1

A História dos Marmas

Os Marmas têm influência sobre todas as ciências que encontramos nos Vedas, na Ioga, no Ayurveda,* na música, nos mantras, na Astrologia, nas artes marciais, no sistema Siddha de medicina (a mais antiga tradição terapêutica da Índia) e na sexologia.

Diz-se que essa ciência se desenvolveu na cultura Saraswati (cultura Hindu) por meio dos três tratados mais importantes do Ayurveda (*Charaka*, *Sushruta* e *Ashtanga Hridaya/Ashtanga Samgraha***) e outros. Os monges budistas da China e do Japão procuraram difundir essa ciência.

Durante as batalhas, os antigos guerreiros usavam diferentes armas como espadas, machados, lanças, adagas, clavas e arco-e-flechas. Para manusear essas armas, tinham que conhecer os pontos marmas do corpo. Para proteger esses pontos

---
* N.E. Sugerimos a leitura de *Ayurveda e a Terapia Marma*, de dr. Avinash Lele, dr. David Frawley e dr. Subhash Ranade, Madras Editora.
** N.T:. *Ashtanga Hridaya* é em prosa e o *Samgraha* é em verso.

dos ataques dos inimigos, usavam armaduras conhecidas como Varman, Drapi e Kavacha.

Nos épicos *Ramayana* e *Mahabharata*, encontramos muitas referências aos Marmas e aos Varmans como medidas de proteção.

A Ayurveda e a Ioga mencionam a importância dos Marmas, como e por que esses pontos devem ser protegidos. A entoação correta dos mantras védicos ativa alguns pontos Marma, pois as notas musicais têm conexão com esses pontos.

As artes marciais são baseadas na ciência dos Marmas. No sistema Siddha, o conhecimento dos Marmas têm sido utilizado para aumentar o vigor sexual.

É necessário um conhecimento básico dos Marmas para o estudo da Astrologia, pois ela faz referência a alguns Marmas e aos efeitos das fases da Lua e de outros planetas sobre o corpo humano.

2

O Papel do Prana nos Marmas

Sushruta Samhita e *Ashtanga Hridaya* são os principais livros que tratam o assunto dos Marmas em detalhes, cujas práticas tradicionais subsistem principalmente no Sul da Índia.

A união de Purusha e Prakriti forma o Universo. Os cinco grandes elementos são formados pelas Trigunas (Sattva, Rajas e Tamas), de onde se originam os Tridoshas, ou três humores biológicos (Vata, Pitta e Kapha ou vento, sol e lua).

Vata é a combinação dos elementos Ar e Éter. No nível sutil, Vata é chamado de Prana, a força vital do corpo, que também governa e controla a mente. O Prana é a base do conceito de Marma. O Prana impregna todas as partes do corpo. Ele nutre, guia e controla as funções do corpo. Existem regiões específicas nas formas de Dhatu (tecidos) e Vata que pertencem àquele tecido específico. É chamado de Princípio da Propulsão.

O Prana que nutre esses elementos é trazido pelo tecido do fluido. O tecido sanguíneo ajuda o organismo no que se refere à substância vital.

Sattva	Éter	} Vata
Rajas	Ar	
Sattva + Rajas	Fogo	} Pitta
Sattva + Tamas	Água	
Tamas	Terra	} Kapha

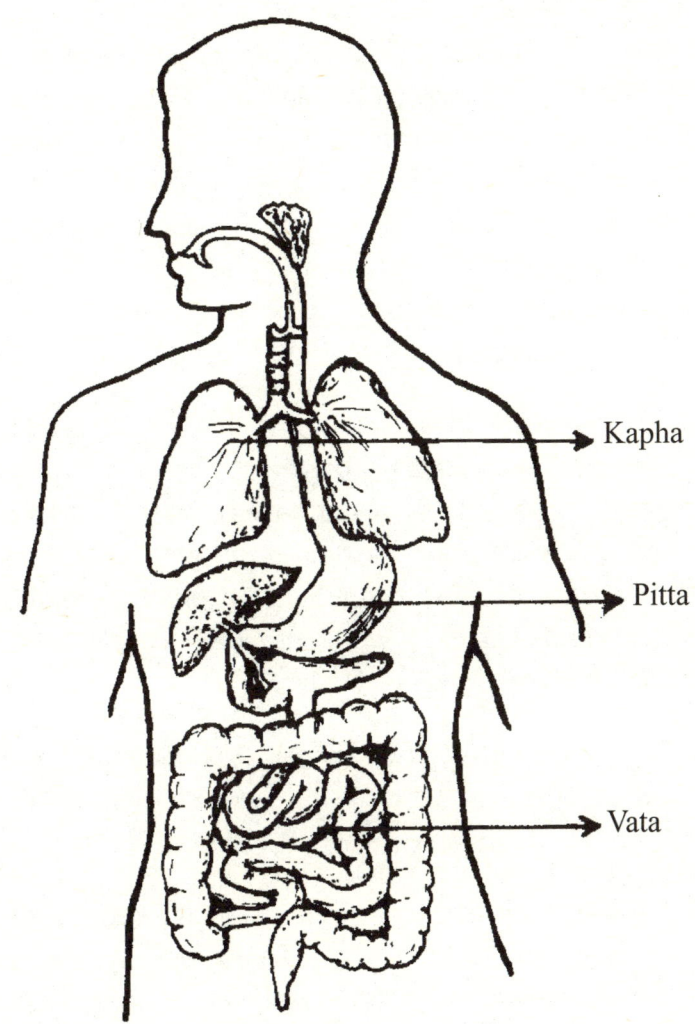

Zona dos Doshas

Tanto os fluidos quanto o sangue circulam através das veias e artérias. O Prana que controla a função e intercomunicação entre esses elementos é executado por Vata. Dessa forma, o Prana flui incessantemente através do corpo, estimulando o crescimento e as funções do organismo. O Prana passa através dos elementos de intercomunicação dos órgãos. Quando há perda de fluido corpóreo haverá uma crise no Prana, que tem a tendência de se concentrar em determinados pontos do corpo vivo, e os Marmas são um desses pontos. Há certos canais específicos de nutrição do corpo chamados de Srotas (canais condutores).

1. **Pranavaha Srotas** — são canais que conduzem o Prana (respiração ou força vital) e são compostos pelo sistema respiratório. Originam-se no coração e no trato intestinal, já que o Prana não é absorvido apenas pelos pulmões, mas também pelo cólon e distribuído com sangue e plasma através do coração. Os Marmas a eles relacionados são Talahridaya, Kshipra e Hridaya.

A Ayurveda menciona 13 canais específicos de nutrição. Entre eles o primeiro a ser mencionado é Pranavaha Srotas. Os outros Srotas importantes são:

2. **Annavaha Srotas** (digestivo) — são os canais que transportam o alimento. Sua origem é no estômago e no lado esquerdo do corpo. É conhecido como Mahasrotas, o trato gastrointestinal. Os Marmas do canal digestivo são Nabhi e Indrabasti.

3. **Ambuvaha Srotas** (metabolismo da água) — são os canais que transportam a água ou regulam o metabolismo líquido. Regulam a assimilação da água e sua contenção nos alimentos. Seus Marmas são Apastambha e Urvi.

4. **Svedavaha Srotas** (transpiração) — são os canais que conduzem a transpiração. Originam-se no tecido adiposo e nos folículos capilares ligados às glândulas sebáceas. Os Marmas relacionados a eles são Nila, Manya e Katikataruna.

5. **Purishavaha Srotas** (excretor) — são os canais que conduzem as fezes. Sua origem é o cólon e o reto. O canal excretor é chamado de Gudamarma.

6. **Mutravaha Srotas** (urinário) — são os canais que conduzem a urina. Originam-se na bexiga e nos rins. Seus marmas correlatos são Vitapa e Lohitaksha.

7. **Rasavaha Srotas** (plasma e linfa) — os Marmas desse canal são Kshipra, Stanamula, Lohitaksha e Amsaphalaka.

8. **Raktavaha Srotas** (sangue) — os Marmas correlatos são Nabhi, Kurpara e Bruhati.

9. **Mamsavaha Srotas** (tecido muscular) — os Marmas relacionados a esse canal são Kakshadhara, Ani e Stanarohita.

10. **Medovaha Srotas** (tecido adiposo) — esse canal tem relação com os Marmas de Guda e Katikataruna.

11. **Majjavaha Srotas** (tecido nervoso) — os Marmas desse canal são Adhipati, Sthapani, Apalapa, Apastambha e Sringataka.

12. **Asthivaha Srotas** (ossos) — os Marmas desse canal são Kukundara e Manibandha.

13. **Shukravaha Srotas** (tecido reprodutor) — esse canal tem conexão com os Marmas Guda, Vitapa e Gulpha.

Há ainda a menção de dois outros Srotas nas mulheres, para as funções de menstruação e lactação.

A raiz do sistema respiratório é o coração, e o grande canal de nutrição vai da cavidade nasal e bucal até o reto. As artérias transportam o sangue puro, que é um fluido nutriente essencial. A função das veias é transportar o Prana. A veia origina-se no umbigo, onde fica o Prana. Tanto a Ayurveda quanto a Ioga afirmam que o principal lugar do Prana é a região umbilical.

Principais funções de Vata: entusiasmo, iniciativa para executar qualquer trabalho que lhe é conferido, função respiratória (inspiração e expiração), todas as formas de atividade física, regulação das funções físicas sutis do corpo, tais como movimento dos elementos metabólicos discretos para determinados pontos. Além disso, mantém a evacuação adequada dos resíduos e transporta todos os elementos físicos incluindo muco, bile, tecidos e impurezas para seus devidos lugares. Vata também é conhecido como Prana, a energia vital que controla toda a atividade fisiológica sutil e densa do corpo.

Subdoshas de Vata e Marma

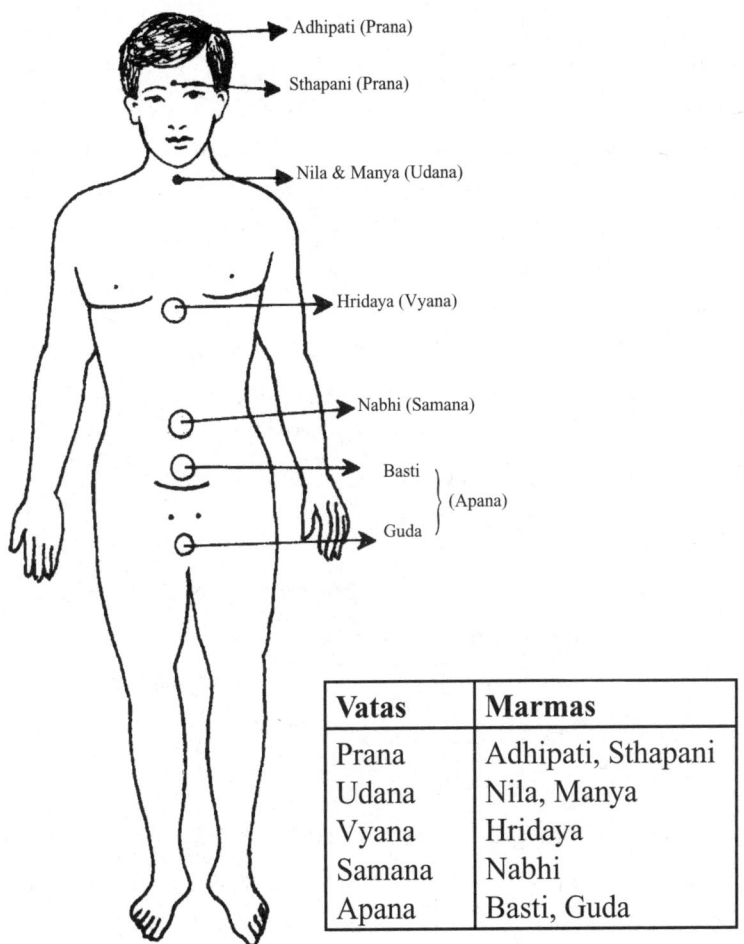

Vatas	Marmas
Prana	Adhipati, Sthapani
Udana	Nila, Manya
Vyana	Hridaya
Samana	Nabhi
Apana	Basti, Guda

Há cinco tipos de Prana ou Vayu:

1. **Prana Vayu**: Seu local é a cabeça. Sushruta considera o coração como o local do Prana. Ele movimenta a superfície anterior da cabeça (face), queixo, garganta, língua, cavidade nasal e cavidade bucal. Suas funções são: inspiração, deglutição (engolir), arroto, espirro e saliva. Ele controla o corpo, o sistema sensorial, o intelecto e a mente. Quando afetado, causa soluço e dificuldade respiratória. Sarangadhara considera o umbigo como a sede do Prana, pois o mecanismo da respiração é conectado a ele.

2. **Udana**: A localização de Udana é no umbigo, peito e nariz. Ele é responsável pela fala, iniciativa, entusiasmo, força e compleição física. Seu movimento natural é ascendente. Quando afetado, causa dores acima da região clavicular (olhos, ouvidos e garganta).

3. **Samana**: Localiza-se no abdômen e ajuda a digestão. Separa Rasa (fluido), humores, urina, excretos, suor e outros materiais líquidos residuais. Quando afetado, manifesta problemas com tumores, perda de movimentos, etc.

4. **Vyana**: Percorre rapidamente o corpo, embora seu local seja o coração. Suas funções são movimento, extensão, flexão, piscar dos olhos, circulação de fluidos, exsudação sanguínea e de suor. Quando afetado, desregula todo o corpo.

5. **Apana**: Seu centro é o cólon. Passa pelo umbigo, bexiga, reto, testículos, genitais externos, virilhas e coxas. É

responsável pela evacuação das matérias fecais, urinárias, do sêmen e do fluido menstrual; ajuda a formar o óvulo, a menstruação, o embrião e a liberar o feto no tempo devido. Seu movimento é descendente, a partir do centro da cintura.

Funções dos cinco Pranas, de forma resumida:

Prana: Funções nervos-craniais e atividades parassimpáticas.

Udana: Funções gangliares básicas e atividades simpáticas.

Samana: Gânglios responsáveis pelas funções hepática e alimentar.

Vyana: Função cardíaca e funções vegetativas medularia e espinal.

Apana: Gânglios derivados das regiões baixo lombar e região do sacro.

Certos locais de concentração de Prana, conhecidos como Marmas, são afetados durante a movimentação dos cinco Pranas.

Há cinco Vatas menores que são: Dhananjaya, Krikara, Kurma, Kandarpa e Devadatta.

Princípio da Termogênese: é responsável por aquecer e transformar o alimento, pelos tecidos e pelos produtos residuais. É chamado de Pitta (bílis), que governa toda a digestão e o metabolismo. No nível mental, a bílis é responsável pela coragem e pela tomada rápida de decisões.

Subdoshas de Pitta e Marma

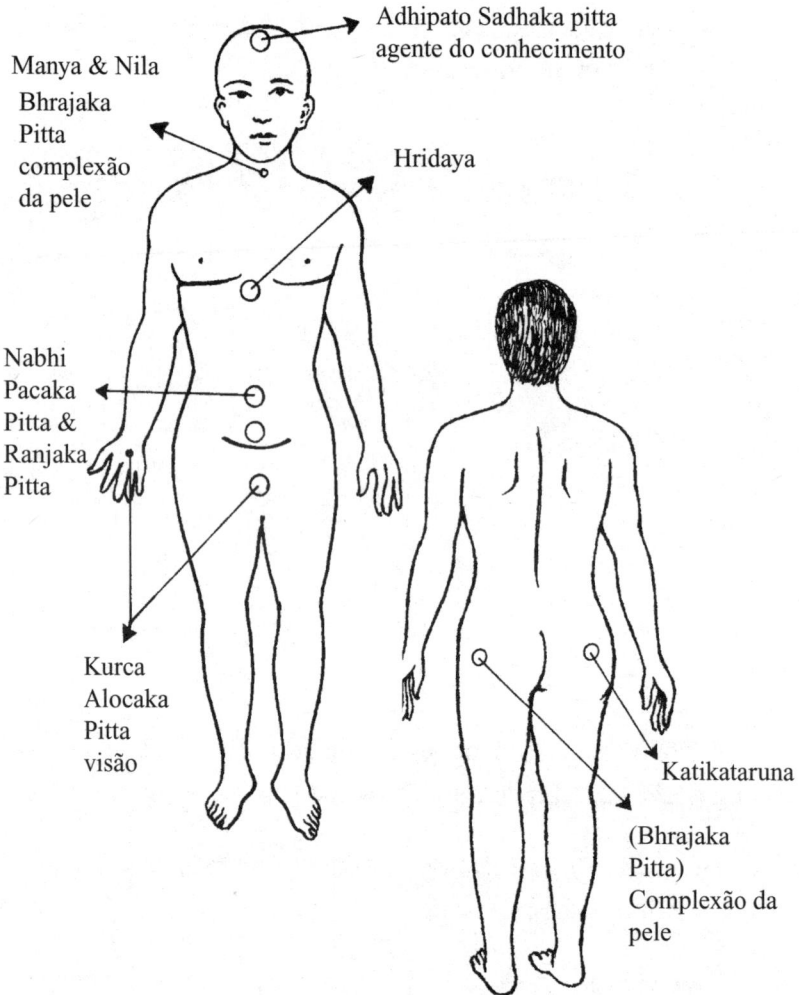

Sadhaka Pitta	Hridaya & Adhipati
Bhrajaka Pitta	Nila & Manya & Katikataruna
Pacaka Pitta	Nabhi
Alocaka Pitta	Kurca, Kurcasira, Talahrit (Talahridaya)
Ranjaka pitta	Nabhi

Há cinco tipos de Pitta (bílis):

1. **Pacaka Pitta:** localizado entre o cólon e o estômago. Ajuda na digestão imediata e na desintegração de quatro tipos de alimentos e bebidas.

2. **Ranjaka Pitta:** localizado no fígado e no baço; confere cor ao plasma.

3. **Sadhaka Pitta:** localiza-se no coração e penetra o muco que ali está alojado.

4. **Alocaka Pitta:** localiza-se nos olhos e ajuda na percepção visual.

5. **Bhrajaka Pitta:** ajuda na assimilação de drogas usadas em forma de massagem e por aspersão, além de ajudar na aparência.

O Princípio de Coesão mantém as moléculas unidas e é chamado de Kapha (muco). A combinação dos elementos água e terra produz o muco. Ele é responsável pela formação de novos tecidos e pela proteção contra o calor e a água.

Os submucos são:

1. **Avalambaka:** localizado no estômago, serve de suporte para os outros mucos.

2. **Kledaka**: localizado no estômago, torna o alimento adequado para a digestão.

3. **Bodhaka**: localizado na língua, estimula o paladar.

4. **Tarpaka**: localizado na cabeça, nutre os olhos.

5. **Sleshaka:** localizado nas juntas; ajuda na coesão das juntas.

Subdoshas de Kapha e Marma

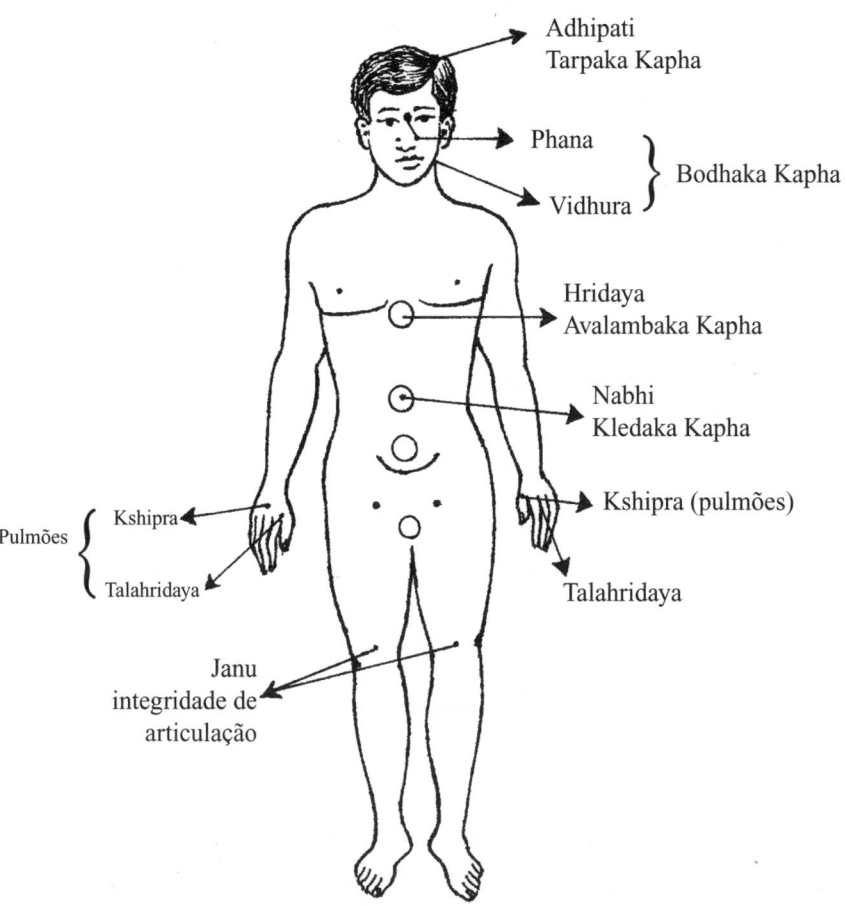

Tarpaka Kapha	Adhipati	Cérebro SNC (Sistema Nervoso Central)
Avalambaka Kapha	Talahridaya Hridaya	} Coração, Pulmões
Kledaka Kapha	Nabhi Apastambha	} Digestão
Bodhaka Kapha	Vidhura Phana	} Olfato
Sleshaka Kapha	Janu	Bolsa Sinovial

Como os Marmas têm conexão com os Tridoshas (ar, bílis e muco) e também com as Trigunas (Sattva, Rajas e Tamas), os pontos Marma refletem a condição do corpo, da mente e do espírito.

Temos os seguintes canais respiratórios:

1. Ida — à esquerda da coluna vertebral. De natureza feminina, tem cor pálida e seu aspecto é lunar.

2. Pingala — à direita da coluna vertebral. De natureza masculina, tem a cor da flor de romã e seu aspecto é solar.

Quando atingem o ponto entre as sobrancelhas, eles se unem à Sushumna. Ida então se une à glândula peniana direita e Pingala à glândula peniana esquerda. Os nervos Saraswati e Kuhu estão em cada um dos lados de Sushumna. Gandhari e Hastajihwa estão respectivamente à direita e à esquerda de Ida. Ida está do lado externo esquerdo de Sushumna. Entre Gandhari e Saraswati, está Sankhini, que vai para a orelha esquerda subindo da cavidade da garganta até a fronte, onde se junta ao nervo Chitrini. Dez dos 14 Nadis estão localizados em Jeeva-kosha, que conduz o Prana. Os 14 Nadis são: Ida, Pingala, Sushumna, Saraswati, Gandhari, Hastajihwa, Kuhu, Pusha, Yasasvini, Chitrini, Alambusha, Viswa, Sankhini e Payaswini.

3

Os Marmas e os Chacras

O consciente move-se junto com o Prana pelo corpo através dos Chacras como uma aranha move-se por sua teia. Os Chacras correspondem às regiões de alta concentração de energia descritas em forma de espiral. Esses vórtices de energia estão localizados na essência do corpo.

Os Chacras não refletem apenas o estado espiritual, mas também a condição física mais sutil de cada região do corpo.

Portanto, para compreender o conceito dos Marmas é essencial que se conheça os Nadis e os Chacras.

Muladhara, o Chacra raiz, situa-se no períneo (glândula prostática) na base da coluna espinal entre o ânus e os genitais; corresponde ao plexo hipogástrico inferior dos nervos que abastece a região dos genitais externos. Em seu centro há um triângulo luminoso onde se encontra o Kandarpa Vayu (uma parte de Apana), que é onde começa Sushumna, que termina no topo da cabeça. Seu elemento é a terra e seu órgão dos sentidos é o nariz. Ele está relacionado ao plexo do sacro inferior e controla as funções do útero, bexiga, reto e testículos.

Marma – Chacra – Plexos

Adhipati
Topo da cabeça

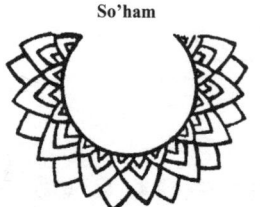

Sahasrāra

Sthapani
Plexo cavos
Quiasma ótico
Tálamo

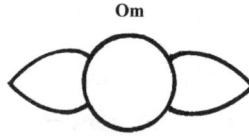

Ājnā
2 pétalas, mente,
consciência, índigo

Nila, Manya
Cervical/Carótida
Plexo pulmonar

Vishuddha
16 pétalas
Éter, azul

Hridaya &
Amsaphalaka
Plexo cardíaco

Anāhata
Ar, 12 pétalas

Nabhi/Bruhati
Plexo Solar
Plexo celíaco

Manipura
Fogo, vermelho,
10 pétalas

Kukundara
Plexo hipogástrico
Plexo lombar

Swādhisthāna
Água, azul,
6 pétalas

Guda
Plexo Sacral/
Coccígeo

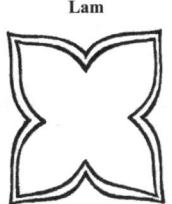

Mūlādhāra
Terra, amarelo
4 pétalas

O Chacra Swādhisthāna (sacro) é conhecido como o centro sexual. Relaciona-se diretamente com o plexo hipogástrico superior; seu elemento é a água e seu órgão correlato é a língua. Localiza-se na base dos genitais (acima de Kanda e abaixo de Nabhi) ou entre o sacral superior e o plexo lombar inferior. Controla as funções do cólon e das glândulas ovarianas.

O Chacra Manipura (plexo solar) localiza-se no plexo ganglionar derivado da lombar torácica. Ativa a digestão, o fígado, o baço, o pâncreas e a suprarrenal. Estimula o umbigo.

Sua mandala é um triângulo vermelho que contém o elemento primordial do fogo. Relaciona-se aos olhos (visão).

O Chacra Anāhata (coração) ativa o plexo torácico e o sistema respiratório e é relacionado ao plexo cardiopulmonar. Seu elemento é o ar e seu órgão dos sentidos é a pele (tato).

O Chacra Vishuddha (garganta) está conectado às glândulas tireoide e paratireoide e ao plexo cervical. Seu elemento é o éter e seu órgão dos sentidos é a audição.

O Chacra Ājnā (terceiro olho) é ligado à glândula pituitária e às estruturas subcorticais do mesencéfalo. Está ligado ao hipotálamo e ao sistema límbico.

O Chacra Sahasrāra (coroa) está conectado à glândula pineal atrás do terceiro ventrículo do cérebro.

Um médico que lida com Marmas considera a condição mental do paciente, o estado de consciência e outros aspectos relacionados à doença, ao Chacra relacionado e à leitura do pulso.

Os Chacras e o Sistema Endócrino

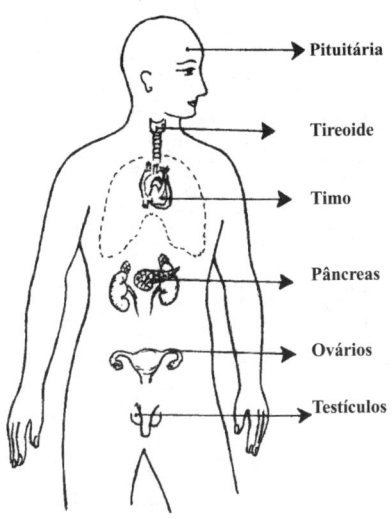

Os Chacras e os Marmas

Nome	Plexo e Glândula	Marma
Muladhara	Sacral, plexo coccígeo e testículos	Guda
Swādhisthāna	Hipogástrico, plexo lombar, ovários e suprarrenais	Kukundara
Manipura	Plexo solar, plexo celíaco e pâncreas	Nabhi e Bruhati
Anāhata	Plexo cardíaco e glândula timo	Hridaya
Vishudha	Cervical, carótida, plexo pulmonar, tireoide e paratireoide	Nila e Manya
Ājnā	Plexo cavo, quiasma ótico e tálamo	Sthapani
Sahasrāra	Cérebro e pineal	Adhipati

4

Marmas

Os pontos vitais (Marmas) são mais propensos às complicações causadas por ferimentos do que outras partes do corpo. De acordo com antigos médicos e cirurgiões, a exploração dos valores clínicos e não clínicos dessas área vitais do corpo humano tornou-se parte essencial dos deveres do anatomista Ayurvédico. Um Marma, definido como uma área anatômica onde carne, veias, artérias, tendões, ossos e juntas se encontram para formar os centros vitais, tem um valor muito importante. As áreas anatômicas onde pulsam as estruturas que podem causar dor são chamadas de Marmas.

Médicos e cirurgiões usaram o conhecimento dos marmas para curar feridas. Sushruta classificou 107 marmas de acordo com sua localização no corpo, dimensão e efeito dos ferimentos.

Três principais classificações dos Marmas

Região		Extrutura		Prognóstico	
Membros superiores e inferiores	44	Muscular	11	Morte Lenta	33
Abdômen	3	Ligamentoso	27	Deformidade	44
Tórax	9	Juntas	20	Dor	8
Posterior do Tronco	14	Vasos sanguíneos	41	Vishalyaghna	3
Cabeça e pescoço	37	Ossos	8	Morte súbita	19
	107		107		107

Os Marmas são a sede do Prana e por isso devem ser protegidos. Quando são afetados pela falta de Prana, eles entram em inanição, podendo levar à incapacidade, paralisia ou falência dos órgãos. Quando feridos, os Marmas tornam-se pontos de escape de Prana, o que pode levar à morte imediata ou lenta, dependendo da quantidade de Prana perdido. Um ferimento próximo à base do hálux (dedão do pé) pode matar uma pessoa, enquanto que uma outra, cujos membros tenham sido amputados cirurgicamente, pode sobreviver, pois após a amputação os tendões se fecham e não há mais perda de substância vital. Porém aquele que foi ferido no marma adjacente à base do dedão pode morrer devido à drenagem gradual de Prana. Sushruta diz que esse é um conceito sutil, delicado e de difícil compreensão.

Para melhor compreensão, os Marmas podem ser classificados quanto ao:

1. conhecimento dos Marmas relacionados às artes marciais e à guerra.

2. conhecimento dos Marmas por sua importância cirúrgica.

3. conhecimento dos Marmas por sua importância do ponto de vista médico:

   a) manipulação e tratamento dos Marmas no controle de doenças.

   b) utilização dos Marmas para diagnóstico de doenças.

Vagbhata define os Marmas ou pontos vitais como os locais dolorosos, supersensíveis e com pulsar extraordinário. São também os centros onde estão Vata, Pitta e Kapha e suas formas sutis: Prana (ar), Ojas (lua) e Tejas (fogo ou sol), presentes em Satva, Rajas e Tamas.

Os pontos de acupressão são relacionados aos meridianos, mas os pontos Marma não têm relação alguma com os meridianos.

Composição dos Marmas

1. **Mamsa (músculo):** a fáscia, as membranas serosas, os revestimentos e os músculos são compostos de Marma.

2. **Sira:** canais de fornecimento de energia para o corpo. Sushruta define quatro tipos: (a) Vata vaha: o sira que conduz vata tem cor escura — são chamados de nervos. (b) Pitta vaha: têm cor amarelada e são chamados de vasos linfáticos. (c) Kapha vaha: de cor esbranquiçada, também são chamados de vasos linfáticos. (d) Rakta vaha: de cor avermelhada. Vagbhata diz que eles estão profundamente localizados e transportam o sangue vermelho (artérias e veias). Gananath Sen dividiu-os

ainda em: nervos vermelhos (nervos simpáticos), nervos azuis (veias) e nervos amarelo-alaranjados (artérias). Os nervos Keshika são capilares, Gauri são vasos linfáticos e Dhamani são os nervos motores.

3. **Snayu (ligamentos e tendões):** são os quatro subtecidos que envolvem os ossos e os músculos: ligamentos, tendões, músculos esfíncteres e aponeuroses.

4. **Asthi (ossos):** classificam-se em ossos, cartilagens, dentes e unhas.

5. **Sandhi (juntas):** são as juntas ósseas classificadas como móveis, parcialmente móveis e imóveis.

A deformidade causada pelo ferimento do Marma é corrigida pela manipulação da parte contrária do corpo. Como a pressão sobre determinados pontos do corpo tem um efeito analgésico, os pacientes sentem menos dor durante o tratamento do Marma ferido.

Características e funções dos Tecidos (Dhatus)

Nome	Característica	Função
Rasa Dhatu: Plasma	Canais de circulação de nutrientes líquidos	Nutrição
Rakta Dhatu: Sangue	sangue	Oxigenação
Mamsa Dhatu: Músculo	Tecido muscular	Movimento
Medha Dhatu: Gordura	Gorduras do corpo	Lubrificação
Asthi Dhatu: Osso	Sustentação	Estrutura de suporte
Majja Dhatu: Nervo	Tecido nervoso	Promover a compreensão
Shukra Dhatu: Sêmen/óvulo	Reprodutivo	Reprodução

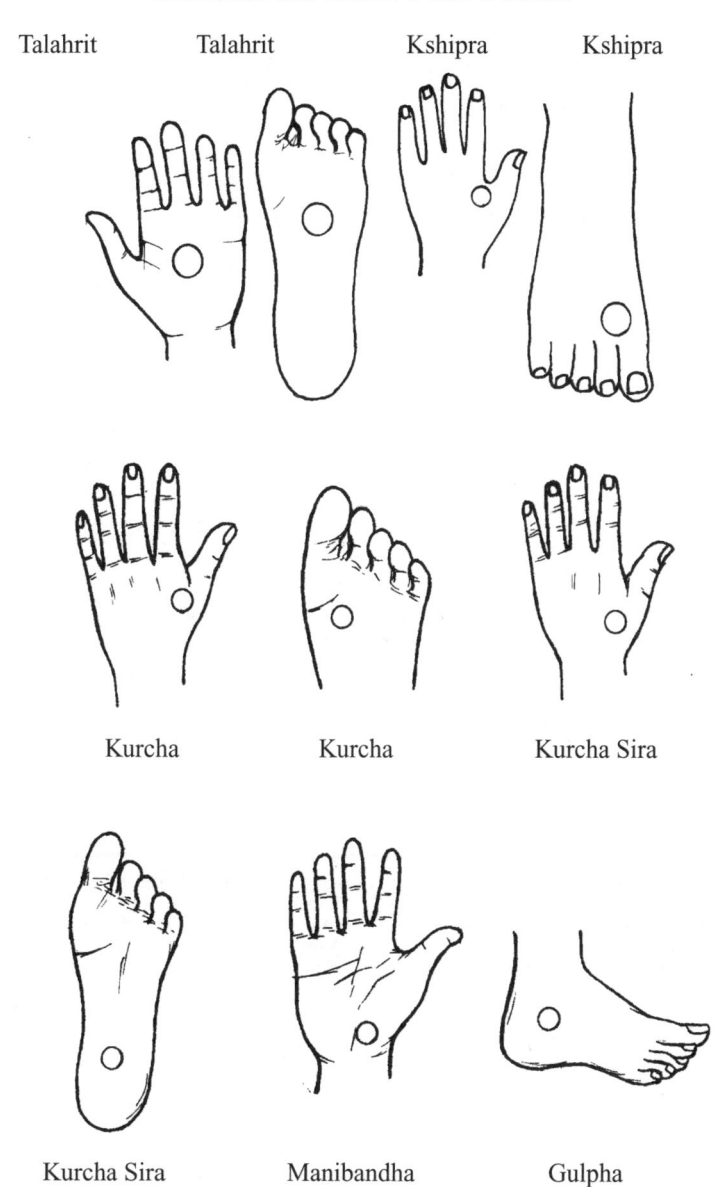

Marmas nas Mãos e nas Pernas

Talahrit   Talahrit   Kshipra   Kshipra

Kurcha   Kurcha   Kurcha Sira

Kurcha Sira   Manibandha   Gulpha

Indravasti   Indravasti

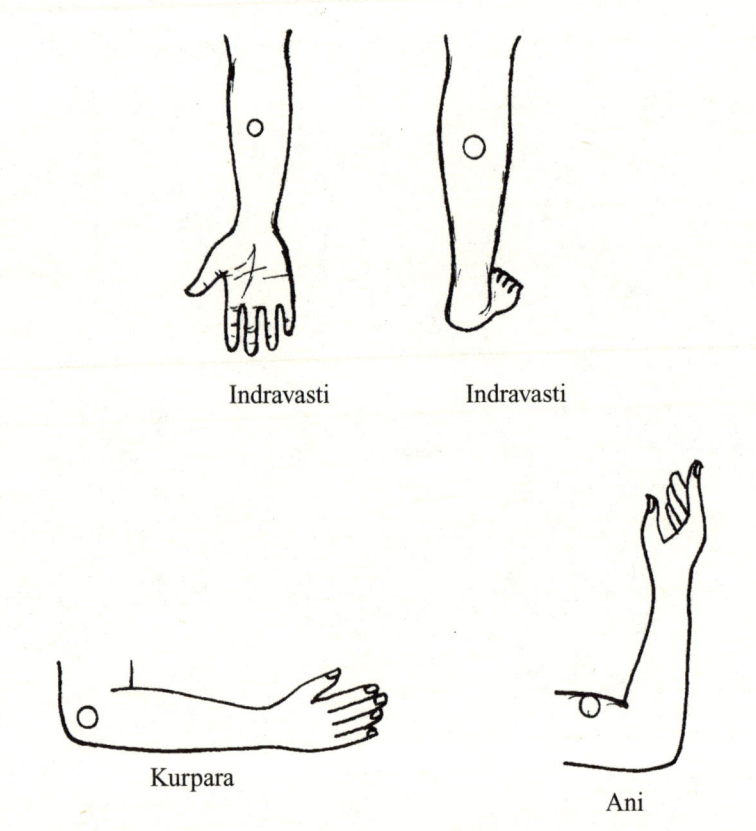

Kurpara   Ani

Tabela de Marmas nas Mãos e nas Pernas (esquerda)

Local n°	Nome do Marma	Região	N° de Marmas	Estrutura	Prognóstico	Função
1.	Talahrit ou Talahri-daya ½ anguli(*)	No centro da palma de frente para a base do dedo médio	2	Músculo (carne)	Morte lenta dor extrema	Controla Pranavaha srotas, coração e pulmões, respiração e Avalamba Kapha

* N.T.: Anguli = medida que corresponde à largura do dedo de uma pessoa. quatro angulis correspondem à largura do punho da pessoa.

Janu   Ani   Urvi   Urvi

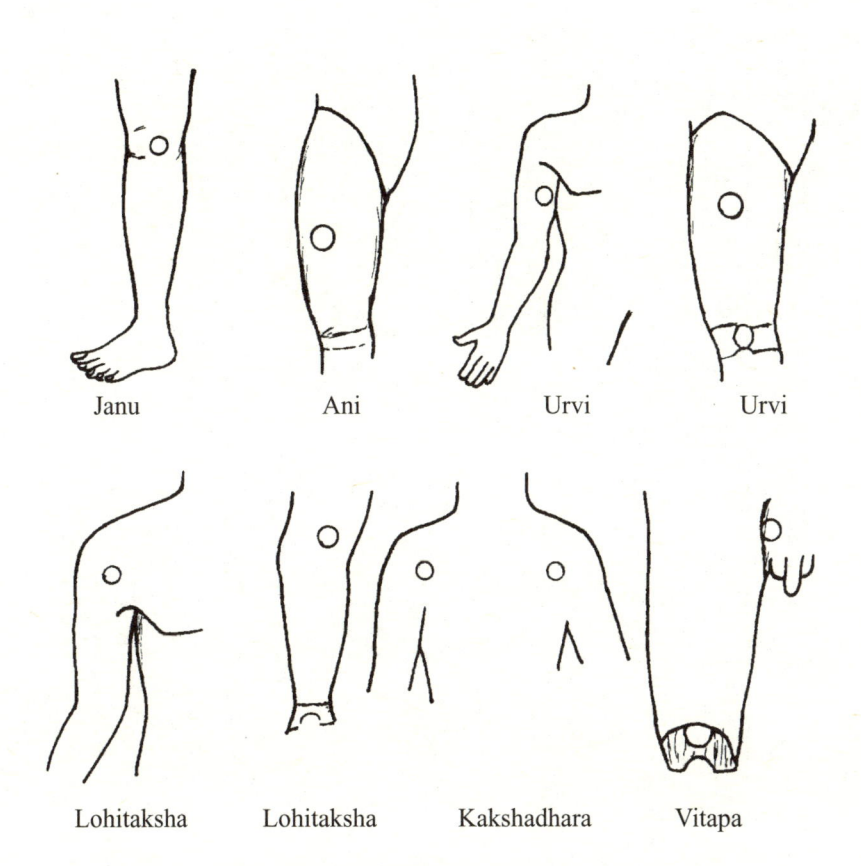

Lohitaksha   Lohitaksha   Kakshadhara   Vitapa

Tabela de Marmas nas Mãos e nas Pernas (direita)

Tecido envolvido	Sinais de lesão	Tratamento
Tendão do flexor digitorum profundus, músculo Lumbrical e Extensor digitorum. Músculo da Tunica média do arco interósseo palmar superficial e profundo e ramificações musculares do nervo mediano	Perda da função de flexão e extensão dos dedos indicador, médio e anular e metacarpos. Dor e sangramento intensos. Choque ou gangrena nos dedos	Massagem para controle do prana com Narayana tailam. Óleos aromáticos de ênula (Inula graveolens), gálbano e variedades de férula

Local n°	Nome do Marma	Região	N° de Marmas	Estrutura	Prognóstico	Função
	Talahrit ou Talahri-daya ½ anguli(*)	Centro da sola do pé, de frente para o terceiro dedo onde os nervos arteriais se arredondam para formar o arco plantar	2	Músculo (carne)	Morte lenta dor extrema	Controla Pranavaha srotas
2.	Kshipra	Entre o polegar e o indicador	2	Tendão	Morte lenta Sangramento intenso	Controla Rasa e Pranavaha srotas, coração e Avalam-baka muco
	Kshipra	Entre o dedão e o primeiro dedo de ambos os pés	2	Tendão	Morte lenta sangramento intenso	Controla Rasa, Pranavaha, Avalam--baka, kapha e coração

3.	Kurcha 4 anguli	5 cm acima de Kshipra em ambas as mãos, desde o pulso até a base do polegar	2	Tendão Vata	Desfiguração da mão. Tremor nas palmas das mãos	Controla Alochaka Pitta
	Kurcha 4 anguli	Ambas as pernas 5cm proximal e 1,27cm medial do centro da sola do pé	2	Tendão Vata	Desfiguração do pé	Controla Alochaka Pitta
4.	Kurchasira 1 anguli	Ambas as mãos acima de Manibandha 5 cm acima de Kurcha	2	Tendão	Sangramento intenso e dor	Controla Alochaka Pitta

Tecido envolvido	Sinais de lesão	Tratamento
Flexor do digitorum bravis e músculos longus. Músculo da Tunica Média do arco plantar, artéria e veia cephanous	Deterioração da função de flexão e extensão das falanges e adução do dedão. Sangramento intenso devido ao ferimento no arco plantar	Massagem com Bala tailam ou óleo aromático de cedro (Juniperus virginiana)
Flexor pollicis brevis. Cabeça transversa do adutor pollicis. Nervo meridiano, artéria metacarpal dorsal, artérias do arco palmar – fornece sangue para os dedos	Perda da função de adução e flexão do polegar. Sangramento intenso do arco palmar Convulsões	Estimula coração, pulmão, controlando Avalambaka Kapha. Usar pó de Vacha, Óleo de Vacha, óleo de mostarda para massagem. Qualquer óleo aromático de davana, cássia ou sálvia. Em caso de formigamento, insensibilidade, paranoia, erisipela, gota, psoríase, rachadura nos pés, aplicar a pressão a 4 centímetros do Marma
Adutor, dedão do pé, bravis, lubrical, músculos, nervo tibial, artéria metatarsal, arco plantar e artéria, metatarso e articulações das falanges	Deterioração da adução e flexão do dedão. Dano arterial. Toxemia séptica	Massagem com Maha-narayana tailam ou óleo aromático de laranja
Tendão do Extensor digitorum indicis, sublimus e profundus. Nervo mediano	Em coordenação com as juntas carpais. Deterioração das funções de extensão de abdução do pulso	Para controlar Alochaka Pitta, fazer massagem usando Chandanadi tailam ou Satadhauta ghee Usar óleo aromático de rosa e lótus

Tendão do Flexor longo do dedão, músculos dos dedões. Nervo plantar e artérias metatarsais	Dano ósseo e ligamentar implicando na coordenação e ação muscular	Massagem usando Triphala ghee ou óleo de mamona
Tendões do Flexor carpo radial & abdutor pollices longus. Brevis. Bravis.	Deterioração da função de flexão e abdução do pulso	Para controlar Alochaka Pitta, fazer massagem usando óleo Brahmi

Local n°	Nome do Marma	Região	N° de Marmas	Estrutura	Prognóstico	Função
	Kurchasira 1 anguli	Ambas as pernas. Lateral de Gulpha (tornozelo)	2	Tendão	Dor intensa. Desfiguração	Controla sistema muscular
5.	Mani-bandha 2 anguli	Ambas as mãos 1,27cm lateral para o centro do punho	2	Articulação	Dor, Desfiguração	Controla os ossos
6.	Gulpha	Os dois tornozelos, tíbia e osso calcâneo	2	Articulação	Dor, desfiguração	Controla os ossos
7.	Indrabasti ½ anguli	Meio do antebraço ligeiramente lateral por onde passa a artéria radial	2	Músculo	Desfiguração sangramento intenso, morte lenta	Controla canal digestivo e intestino delgado
	Indrabasti ½ anguli	Meio da panturrilha. Junção do calcâneo posterior com o centro da fossa poplítea	2	Músculo	Desfiguração sangramento intenso, morte lenta	Controla canal digestivo e intestino delgado

8.	Kurpara ½ anguli	Ambas as mãos Cotovelos	2	Articulação	Desfiguração	Controla canal sanguíneo
9.	Janu 3 anguli	As duas pernas e joelhos	2	Articulação	Desfiguração, dor intensa	Controla o canal sanguíneo
10.	Ani ½ anguli	Os dois braços, parte inferior do braço 5 cm acima da articulação do cotovelo	2	Tendão	Inchaço incapacitante e monoplegia	Controla o canal de metabolismo da água

Tecido envolvido	Sinais de lesão	Tratamento
Peroneus Brevis e músculos Longus, artéria, veia e nervo Peroneal	Dano ósseo e ligamentar	Esporo calcâneo na junta sensível com sonda de aço. Massagem usando óleo Durvadi.
Pulso, Radio-ulnar e carpal, ligamentos, artéria e nervo médio	Dor, perda da função de flexão e abdução da mão, deslocamento e desfiguração da mão	Massagem usando óleo Sahacharadi
Flexor longo do dedão e Bravis. Músculo e nervo tibial	Inchaço. Deterioração da função de flexão	Massagear usando Aswagandha tailam ou óleo triphala
Flexor pollicis longus Carpo radial, músculo Pronador e nervo mediano, artéria e veia cefálica	Paralisia do antebraço	Para estimular o fogo, massagear usando Mahamasha tailam
Gastrocnemius, músculos plantares, Artéria tibial e veia, nervo tibial e glândula linfática	Paralisia da perna dianteira, morte lenta	Massagear usando óleo Kshara ou óleo Hingutrigunadi (contendo assa-fétida e sal gema)

Ligamento, ulnar, nervo radial mediano, artéria braquial, veia cúbita e músculo pronador	Mão direita controla o fígado e mão esquerda controla o baço. Hemorragia e deterioração da função do antebraço	Para o fígado, aquecer o braço direito usando ouro ou prata e para baço, aquecer o esquerdo. Massagem para o fígado, usar óleo Manjishtadi no direito. Para o baço, óleo de gengibre no esquerdo.
Ligamento cruzado, músculo gastrocnêmio, artéria poplítea, veia e nervo; ossos tíbial e patelar	Dor intensa, edema, dificuldade de andar	Para ciática, aplicar calor com sonda. Massagear o fígado usando óleo Nalpamaradi na direita. Para o baço (esquerda), massagear usando óleo Bhringamaladi
Nervo ulnar e medial, artéria braquial e veia	Incapacidade de alongar o antebraço. Lesão arterial causa dor intensa. Lesão nos nervos causa paralisia.	Massagem usando óleo Amalakadi

Local n°	Nome do Marma	Região	N° de Marmas	Estrutura	Prognóstico	Função
	Ani ½ anguli	Região inferior da coxa 5 centímetros acima do centro da articulação do joelho	2	Tendão	Edema incapacitante	Controla o canal de metabolismo da água
11.	Urvi 1 anguli	Parte superior do braço	2	Vaso sanguíneo	Deformidade, perda de sangue	Controla os canais de água e de linfa
	Urvi 1 anguli	Ampla região da coxa na articulação do ligamento inguinal	2	Vaso sanguíneo	Deformidade, perda de sangue	Controla os canais de água e de linfa
12.	Lohitak-Sha ½ anguli	Articulação de ombro, centro da axila ou fossa axilar	2	Vaso sanguíneo	Sangramento incapacitante e paralisia	Controle de plasma e canal linfático
	Lohitak-Sha ½ anguli	Região frontal inferior da articulação de perna. 5 cm laterais para sínfase do triângulo púbis femural	2	Vaso sanguíneo	Sangramento incapacitante e paralisia	Controle de plasma e canal linfático

13.	Kak-Shadh (Kaksha-Dhruk) 1 anguli	Próximo do topo do ombro. 5 cm abaixo da articulação da clavícula lateral e medial onde está o nervo mediano.	2	Ligamento	Incapacidade	Controla tecido muscular
14.	Vitapa 1 anguli	2,54 cm lateral ao sífese, púbis no anel superficial onde passa o cordão espermático	2	Ligamento	Impotência	Controla sêmen

Tecido envolvido	Sinais de lesão	Tratamento
Ligamentos medial e lateral do músculo femural magno, artéria e veia, nervo cefálio	Dor intensa, perda da função do joelho, rigidez da perna	Massagem com óleo de Panchamla ou de Amalaki
Tecido reprodutor, artéria e veia braquial. Drenagem linfática das glândulas auxiliares, nervos ulnar e mediano e músculos	Dano arterial com sangramento	Massagem com óleo de cânfora
Veia e artéria femoral. Drenagem das glândulas inguinais. Nervo cefâneo, músculo femural	Artéria, nervo e veia causando debilidade. Disfunção muscular. Atrofia do membro	Para melhorar os canais linfáticos, usar óleo de Jeerakadi ou óleo de amêndoa de cominho
Artéria e veia axilar. Drenagem linfática das glândulas axilares. Nervo mediano e ulnar. Músculos subescapulares	Lesão do músculo axilar causando perda da função do úmero	Para controlar plasma e linfa, usar óleo de Bilwadi para massagem
Artéria femural, veia e nervo. Drenagem para as glândulas inguinais superficiais. Músculos pectíneos	Dor intensa, edema de perna e deformidade	Massagear usando Karpuradi ou óleo de Tulasi Patradi
Artéria e veia axilar. Drenagem linfática das glândulas axilares. Nervo mediano e ulnar. Músculos subescapulares	Lesão do músculo axilar causando perda da função do úmero	Para controlar plasma e linfa, usar óleo de Bilwadi para massagem

Músculos intercostais, nervo mediano, drenagem linfática das glândulas axilares, artéria e veia	Incapacidade de movimento para cima e para baixo. Depressão da articulação de ombro. Dano no nervo que leva à paralisia	Massagear com Mahamasha ou Chandanadi tailam, ou mistura de óleo de mamona, ghee e óleo de gergelim na proporção 1:2:4
No homem: oblíquo esterno e interno. Músculo reto abdominal, cordão espermático. Na mulher: lesão nos grandes e pequenos lábios, causando impotência	Vata, redução da quantidade de sêmen ou esperma	Para controlar o canal do tecido reprodutor, massagear com óleo de kumkumadi ou de almíscar

Marmas do Abdômen

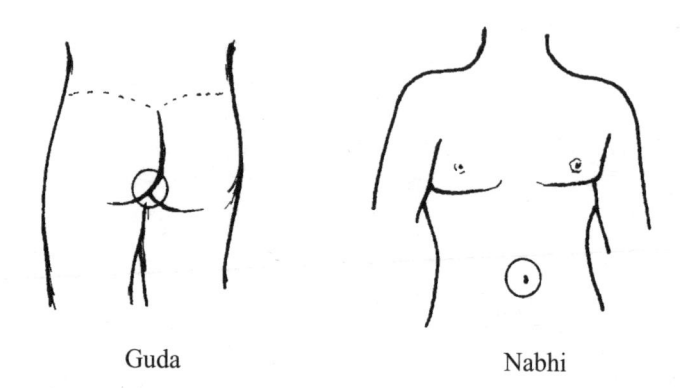

Guda

Nabhi

Tabela de Marmas do Abdômen

Local nº	Nome do Marma	Região	Nº de Marmas	Estrutura	Prognóstico	Função
15.	Guda 4 anguli	Ânus. Controla o chacra base, sistema urinário, reprodutivo, menstrual, ovários e testículos	1	Músculo	Morte súbita	Controla muladhara
16.	Basti (Vasti) 4 anguli	Bexiga acima e abaixo do sínfise púbis entre o púbis e o umbigo	1	Tendão	Morte em 24 horas vertendo uina	Controla apana vata e músculo
17.	Nabhi 4 anguli	Atrás e ao redor da região umbilical, entre o umbigo e o abdômen	1	Ligamentos	Morte súbita	Controla o chakra Manipura

Marmas do Abdômen

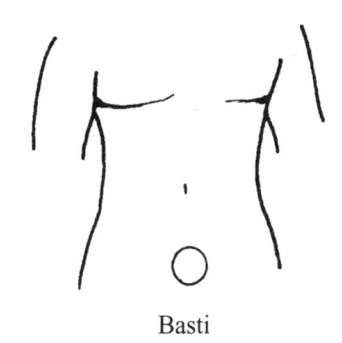

Basti

Tabela de Marmas do Abdômen

Tecido envolvido	Sinais de lesão	Tratamento
Esfíncter anal, músculos anais. Nervo do plexo retal.	Lesão dos músculos causa perda de controle de ação do ânus. Dilatação súbita causa parada cardíaca	Para prevenir, massagear com AbanaBilwadi tailam
Músculos reto abdominais oblíquos. Ligamentos púbicos. Plexo hipogástrico nervos pélvicos. Glândulas linfo ilíacas	Lesão causa transudação de urina. Uremia e pedra na bexiga	Para prevenir, massagear com ghee misturando sal, gema e cânfora. Derramar ghee no umbigo.
Canais sanguíneos, pâncreas, plexo solar, nervos, Pacaka e Ranjaka Pitta, e músculos reto abdominais	Lesão causa insuficiência cardíaca	Fazer

Marmas no Tórax

Hridaya

Sthana Mula

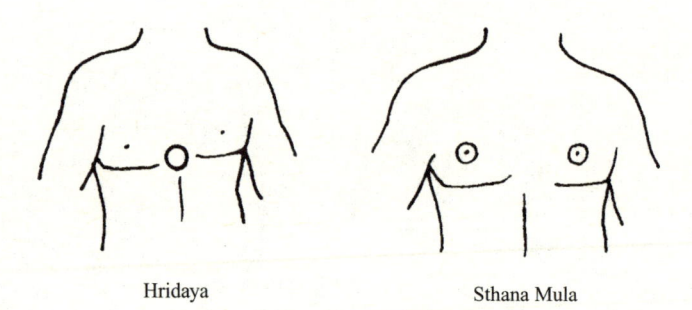

Tabela de Marmas no Tórax

Local nº	Nome do Marma	Região	Nº de Marmas	Estrutura	Prognóstico	Função
18.	Hridaya 4 anguli	Coração, meio do tórax (estômago e articulação do peito) Anahata Chakra	1.	Vasos sanguíneos	Morte súbita	Controla linfa, prana vayu, sadhaka pitta avalamba-ka kapha
19.	Sthanam-Ula 2 anguli	Base do peito; 5 cm abaixo do peito	2.	Vasos sanguíneos	Morte lenta	Controla tecidos musculares
20.	Sthanaro-hita ½ anguli	Peito; 5 cm acima do peito. 1,27 cm ao lado e abaixo do centro	2.	Músculo	Morte lenta	Controla vata, kapha e tecidos nervosos
21.	Apalapa ½ anguli	Peito, axila. Ambos os terminais do osso próximo da articulação do ombro	2.	Vaso sanguíneo	Morte lenta	Controla tecidos nervosos e todos os doshas
22.	Apastambha	Peito medial e abaixo dos mamilos ao nível da 3ª vértebra torácica	2.	Vaso sanguíneo	Morte lenta	Controla metabolismo da água, kleda capa e tecidos ósseo e gorduroso

Marmas no Tórax

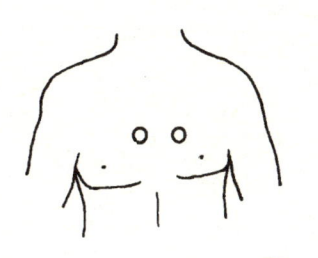

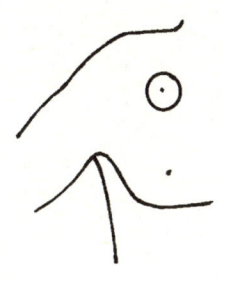

Sthana Rohita   Apalapa 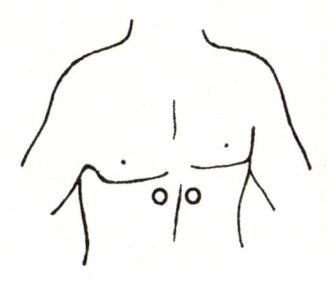   Apastambha

Tabela de Marmas no Tórax

Tecido envolvido	Sinais de lesão	Tratamento
Aorta ascendente, veia cava, veias pulmonares, glândulas linfáticas, nervo vago, músculo cardíaco, osso esterno com 2, 3 e 4 costelas	Lesão causa hemorragia, choque	Para prevenir, massagear com Asana Bilwadi tailam
Artéria e veia mamária. Drenagem das glândulas linfáticas axilares, nervo vago músculo peitoral	Sangramento do tórax, acúmulo de muco no tórax. Dificuldade de respirar	Para controlar o tecido muscular, massagear com óleo de Karpasasthyadi
Artéria subclavicular. Drenagem para a glândula linfática axilar. Nervo braquial	Tosse, asma, infiltração sanguínea no tórax e hemorragia intensa	Massagear usando óleo de Asanaeladi
Artéria subclavicular. Drenagem para a glândula linfática axilar. Nervo braquial	Ferimento penetrante na artéria subclavicular causa hemorragia intensa	Massagear usando óleo Asanaeladi
Artéria e veia pulmonar, aorta descendente, drenagem para glândulas linfáticas bronguial e pulmonar, nervo vago	Lesão no bronquial leva à hemorragia, tosse e asma	Massagem com óleo de Ksheerabala

Marmas na parte traseira

Katika Taruna   Kukundara   Nitamba

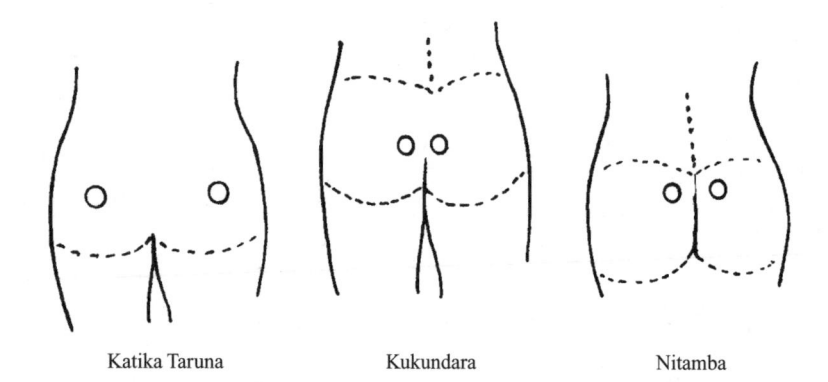

Tabela de Marmas na parte traseira

Local nº	Nome do Marma	Região	Nº de Marmas	Estrutura	Prognóstico	Função
23	Katikatar--Una ½ anguli	Centro das nádegas, nervo lombar nos dois lados da coluna 1,27 cm abaixo e para dentro do trocanter maior	2	Osso	Morte lenta Sangramento	Controla osso e sweda
24.	Kukundara ½ anguli	Nas nádegas, em ambas as nervuras de cada lado da bursa ilíaca	2	Junta	Incapacitada	Controla vasos sanguíneos
25.	Nitamba	Superior das nádegas, 2,54 cm acima de kukundara	2	Osso	Morte lenta	Controla plasma e canais linfáticos Vata kapha

Marmas na parte traseira

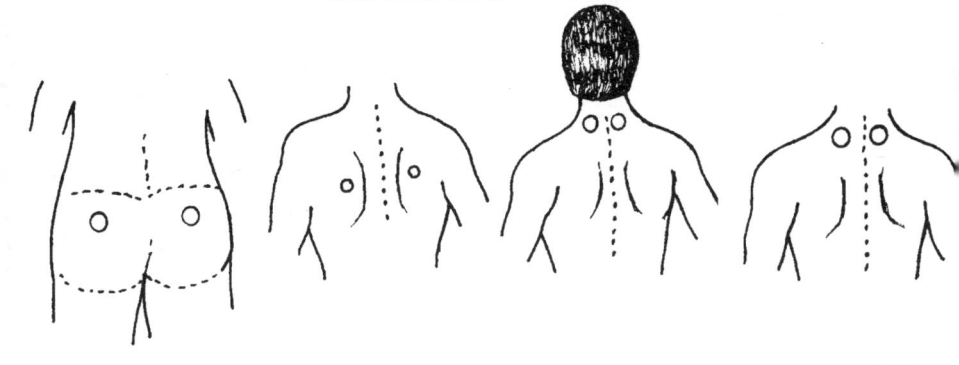

Parswa Sandhi Bruhati Amsa Amsaphalaka

Tabela de Marmas na parte traseira

Tecido envolvido	Sinais de lesão	Tratamento
Ligamentos sacro-ilíacos. Artéria e veia glútea. Drenagem das glândulas linfo-ilíacas, plexo sacral e músculo glúteo	Lesão na artéria leva à hemorragia, sangramento e anemia	Para controlar o tecido ósseo, massagear usando Dhanwantara tailam ou Gandha tailam. Para controlar sweda, massagear usando óleo de kakalyadi
Osso ciático, artéria e veia glútea, nervo ciático e músculo glúteo	Lesão no nervo ciático leva à perda de sensação e paralisia dos membros inferiores	Para estimular os vasos sanguíneos, massagear com óleo de Manjishtadi ou Kottamchukkadi
Osso Ílio e Sacro, articulação sacro-ilíaco e ligamentos plexo sacral dos nervos, músculo ilíaco	Lesão no osso ilíaco e plexo sacral causa perda da função dos músculos e edema nas pernas	Para controlar plasma e linfa, massagear com óleo de Nimba; para controlar tecidos ósseos, massagear com óleo de Nimbapatradi.

Local nº	Nome do Marma	Região	Nº de Marmas	Estrutura	Prognóstico	Função
26.	Parsva sandhi	5cm acima de Nitamba. Controla Swadhisthana glândulas adrenais e ovários	2	Vasos sanguíneos	Morte lenta	Controla digestão vata e kapha
27.	Bruhati	Grande região das costas. 7,62 cm acima do ângulo inferior da escápula	2	Vasos sanguíneos	Morte lenta	Controla canal digestivo e respiratório
28.	Amsaphal-aka ½ anguli	Estrutura dos ombros e osso escapular acima de Bruhati. 5ª, 6ª e 7ª cervicais e 1ª vértebra torácica.	2	Osso	Incapacidade	Controla vata respiratória
29.	Amsa ½ anguli	Ombro, entre pescoço e braço. 5ª vértebra cervical	2	Ligamento	Incapacidade	Controla chacra Vishuda, Bhrajaka pitta, Udana vayu e cérebro

Tecido envolvido	Sinais de lesão	Tratamento
Artéria ilíaca, drenagem da veia pélvica, glândula linfática plexo hipogástrico do nervo, 5ª vértebra lombar, 1ª vértebra do sacro, articulação sacro lombar	Sangramento na cavidade abdominal. Lesão na artéria ilíaca causa hemorragia	Para controlar digestão, massagem adrenal com óleo de Lahasunadi
Artéria subescapular e veia, glândulas linfáticas axilares e nervo circunflexo	Lesão nos vasos sanguíneos e pulmões	Para controlar canal linfático e digestivo, massagear com óleo de Himasagara
5ª, 6ª e 7ª cervicais e 1ª vértebra torácica. Artéria e via subclavicular, e 5° 6° e 7° nervo torácico	Atrofia, enrijecimento excessivo, perda de sensação no braço	Para melhorar a respiração, massagear com tailam de Mahanarayana
Músculo escapular, artéria e veia subescapular. Drenagem das glândulas axilares, ligamento escapular, 3° e 4° nervos cervicais	Lesão nos ligamentos e músculos causando deformidade. Paralisação do ombro	Para controlar Bhrajaka Pitta, massagear com jasmim e óleo de Kewada. Para Udana vayu, usar Narayana tailam

Marmas no Pescoço

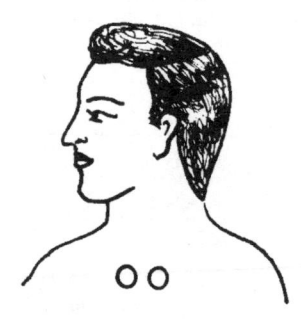

Nila

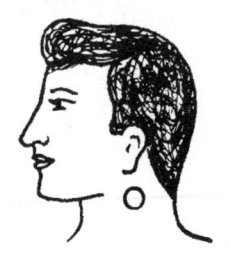

Manya

Local nº	Nome do Marma	Região	Nº de Marmas	Estrutura	Prognóstico	Função
30.	Manya 4 anguli	Pescoço 5 centímetros abaixo e para trás do ângulo do osso mandibular. Ambos os lados da garganta e da mandíbula	2	Vasos sanguíneos	Perda da fala e insuficiência sanguínea	Controla canais de água e sangue. Vata e sangue
31.	Nila 4 anguli	Trocisco lateral no pescoço. Tireoide, os dois lados da garganta no exterior da mandíbula	2	Vasos sanguíneos	Perda da voz, deformidade	Controla Bhrajaka Pitta, tireoide, cérebro, vata e sangue
32.		Pescoço 1,27 centímetro lateral do tendão do trocisco lateral, vasos da língua e nariz	8	Vasos sanguíneos	Morte súbita	Controla tecido nervoso
33.		Articulação de pescoço na junção do pescoço e cabeça	2	Articulações	Morte súbita	Controla postura

Marmas no Pescoço

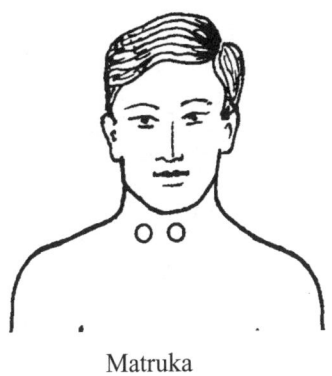

Matruka
(8 marmas)

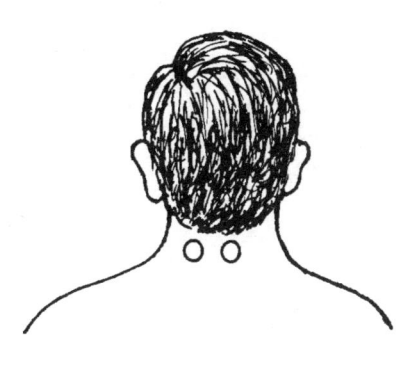

Krikatika

Tecido envolvido	Sinais de lesão	Tratamento
Artéria carótida. Veia jugular. Drenagem linfática da glândula cervical. Nervo lingual	Lesão nos nervos causando perda do paladar e paralisia	Para controlar linfa e canal sanguíneo, massagear com óleo de Chandanadi
Artéria carótida, veia jugular, glândula linfática cervical. 4º, 5º e 6º nervos cervicais	Paralisia das cordas vocais que leva à perda da voz. Perda de sangue	Para controlar Bhrajaka Pitta, massagear com óleo de alfazema
Artéria e veia carótida, parte de trás do pescoço, lado da cabeça, ouvido mediano, tireoide, língua, amídala, fronte, veia jugular, face e nervos vagos	Lesão nos vasos sanguíneos causa hemorragia intensa	
Articulação atlanto occipital, 1º osso cervical, nervos ramus primários, artéria	Lesão na articulação que limita movimento da cabeça. Pressão na medula oblongata	Para prevenir, massagear com Jyotishmad ou óleo de Shankhapushpi

Marmas na Cabeça

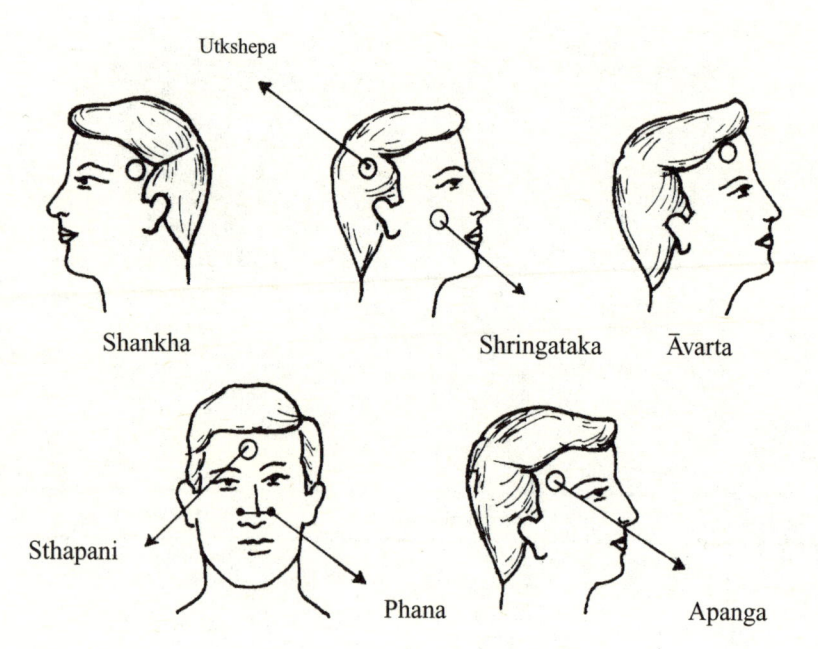

Utkshepa

Shankha

Shringataka

Āvarta

Sthapani

Phana

Apanga

Local nº	Nome do Marma	Região	Nº de Marmas	Estrutura	Prognóstico	Função
34.	Vidhura ½ anguli	Atrás e abaixo da orelha. Logo abaixo do osso mastoide	2	Tendão	Surdez	Controla função auditiva
35.	Phana ½ anguli	Laterais das narinas na altura da base da narina	2	Vasos sanguíneos	Perda do olfato	Controla olfato, vata
36.	Apanga ½ anguli	Canto dos olhos no ângulo externo. Lateral da fossa orbital	2	Vasos sanguíneos	Cegueira	Controla visão, prana

Marmas na Cabeça

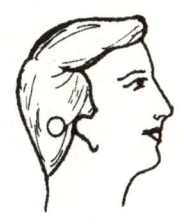

Vidhura 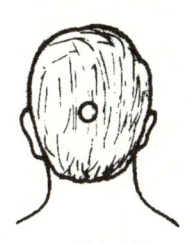   Adhipati 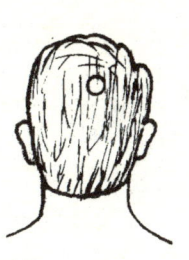   Simanta

Tecido envolvido	Sinais de lesão	Tratamento
Músculo mastoide, nervo facial, nervo auditivo, artéria e veia auricular	Lesão causa surdez	Massagear com Dhanwantara Tailam
Artéria e veia facial, ossos fronto nasal e etmoide, linfa submandibular	Nervos danificados causam perda de olfato	Massagear com óleo de canela
Osso e articulação frontal, músculo reto, artéria e veia órbito oftálmica	Deformidade na face	Para tratar os olhos, massagear com óleo de Triphala

Massagem Terapêutica para Doenças das Áreas Vitais

Local n°	Nome do Marma	Região	N° de Marmas	Estrutura	Prognóstico	Função
37.	Avarta ½ anguli	Acima do centro das sobrancelhas, borda superior da cavidade orbital, osso frontal, acima de Apanga	2	Articulações	Perda da visão	Controla vata e postura física
38.	Shankha ½ anguli	Atrás e abaixo da orelha. Logo abaixo do osso mastoide	2	Osso	Morte súbita	Controla tato, vata e intestino grosso
39.	Utkshepa ½ anguli	Laterais das narinas na altura da base da narina	2	Ligamentos	Vishalyaghna	Controla olfato & vata
40.	Sthapani ½ anguli	Canto dos olhos no ângulo externo. Lateral da fossa orbital	1	Vasos sanguíneos	Morte súbita Vishalyaghna	Controla Ajna chakra e Prana
41.	Shringataka 4 anguli	Articulação da língua, olhos e ouvidos no palato mole, 1,27 cm acima de Sthapani	4	Vasos sanguíneos	Perda da visão	Controla prana, bodhaka, kapha e paladar
42.	Seemanta 4 anguli	Cabeça, coronal, sagital e esqueleto	5	Articulações	Morte súbita	Controla tecido nervoso, linfa e vasos sanguíneos
43.	Adhipati ½ anguli	Na cabeça, frontal posterior, topo do crânio	1	Articulações	Morte súbita	Controla olfato & vata

Marmas 65

Tecido envolvido	Sinais de lesão	Tratamento
Articulação atlanto occipital, 1º. Osso cervical, nervos ramus primários, artéria e veia vertebral, músculo reto	Deformidade na face	Massagear com óleo de Dashamoola
Osso e músculo temporal, artéria carótida, veia temporal, glândulas parótidas, nervo e corda facial	Lesão causa dano cerebral	
Músculo e osso temporal, artéria carótida, veia diploica	Lesão causa hemorragia intensa	
Artéria supraorbital, veia diploica, sinus, músculo frontal, nervo oftálmico	Lesão danifica o cérebro	
Articulação atlanto occipital, 1º osso cervical, nervos ramus primários, artéria e veia vertebral, músculo reto	Lesão causa hemorragia intensa	
Articulações parietal, frontal, temporal e occipital; músculo frontal. Nervos maxilares, artérias occipitais, veias e veias frontais	Instabilidade mental, paralisia e hemorragia	
Articulação parietal, osso, artéria occipital, veia, sinus e medula oblongata		

Dr. Dhirubai Dikshit (Gujarat), um dentista amigo meu, costumava pressionar determinados pontos do corpo de seus pacientes, enquanto extraía seus dentes. Isso fazia com que o paciente não sentisse dor e não tivesse sangramento.

Para curar os Marmas é necessário protegê-los de perigos, seguir diariamente normas de higiene e tratar adequadamente as doenças.

Há duas formas de abordagem médica para os Marmas:

1) Detectar os canais intrínsecos ou extrínsecos associados a outras doenças que possam estar prejudicando os Marmas.

2) O tratamento de um determinado Marma não se restringe aos pontos Marmas, mas ajuda na recuperação da doença como um todo.

5

Os Marmas dos Siddhas

Em Tamil Nadu, os Marmas são conhecidos como Varmans. O sábio Agastya é considerado o fundador do Varman Siddha. O sistema Siddha é baseado em 96 princípios, divididos em três grupos. No primeiro grupo há 30 Tattvas (princípios) que são os cinco grandes elementos, os cinco órgãos dos sentidos e suas cinco funções, os cinco órgãos motores e suas cinco funções, mente, conhecimento, paixão, vontade e sabedoria.

Os 30 princípios do segundo grupo são: dez nadis (canais de controle do Tridosha), dez subtipos de Vata, cinco Ashaya e cinco Kosha.

Os terceiro grupo é formado pelos 36 princípios restantes, ou seja: seis chacras, três mandalas (Fogo, Sol e Lua), três produtos destrutivos (egoísmo, gula e ciúmes), três doshas (Vata, Pitta e Kapha), três objetivos de vida (abundância, conduta social e reprodução), três Gunas (Satva, Rajas e Tamas), oito doenças (paixão, ódio, miséria, hostilidade, indiferença, inveja, teimosia e luxúria), duas ações (boa e má), cinco estágios de doenças (cérebro, pescoço, coração, umbigo e órgãos sexuais).

Há 110 Siddha Varmans, classificados em cinco grupos:

(1) Thodu Varman (pelo toque) — 96

(2) Thattu Varman (pelo sopro) — 8

(3) Thadavu Varman (pela massagem) — 4

(4) Nakku Varman (pela língua) — 1

(5) Nokku Varman (pela vista) — 1

Os textos Siddha mencionam um total de 122 Varmans, que incluem também 12 Padu Varmans.

6

Marma Nidana
(Patologia dos Marmas)

A patologia dos pontos vitais, apesar de não ser muito comum, é um segredo de domínio de alguns médicos Ayurvédicos que adotam o Marma Nidana no exame e no tratamento do paciente.

As características de determinados Marmas acometidos de doenças específicas são explicadas pelo Marma Nidana, por meio do método de apalpação.

Quando qualquer Marma é ferido, a pessoa fica acamada, sente tonturas, cansaço e dificuldade de respirar devido à dor. Por causa da extrema debilidade, não consegue levantar pernas e mãos, tem a sensação de que o peito queima, não consegue permanecer muito tempo em uma posição e em alguns casos vem a falecer. Quando um Marma é atingido, todos os Doshas (ou qualquer um deles) são exacerbados. Se Vata é exacerbado, a pessoa sente uma dor intensa não somente no ponto do Marma, mas no corpo todo. Se Pitta é exacerbado, há inflamação e sangramentos. Se Kapha é exacerbado, os sintomas são de inchaço e retenção de líquidos.

Se qualquer Marma do tipo *morte súbita* for ferido, a dor será muito forte e poderá ser fatal em 24 horas. Ferimento nos Marmas tipo *morte lenta* pode ser fatal em duas semanas. Ferimentos nos Marmas *Vishalyaghna* revelam-se fatais assim que o objeto ou arma causadora do ferimento for removido. Ferir um Marma *incapacitante* aleija ou deforma o órgão envolvido devido ao dano causado aos tecidos, ossos, nervos e vasos. Ferir os Marmas *dolorosos* provoca dor intensa e constante. Se Urvi, Lohitaksha ou Bruhati (Shira marmas) for ferido, ocorrerá hemorragia e perda aguda de sangue. Se qualquer Marma de *articulação* (Janu, Kurpara e Manibandha) for ferido, será difícil movimentar essa junta. Ferir o Marma *muscular* (Indrabasti, Talahridaya e Amsaphalaka) resulta em paralisia, atrofia ou edema muscular. Ferir qualquer Marma *principal* (*Shira* ou cabeça, *Hridaya* ou coração e Basti ou bexiga e rins) causa hemorragia interna, coma batimento cardíaco irregular, sangue na urina, urina na cavidade peritonial, choque e dor. Ferimento em Vitapa resulta em impotência, pois o ferimento danifica o cordão espermático. A dor no ânus ou no reto (Guda marma) pode causar parada cardíaca.

Mediante fatores intrínsecos, como consequentes distúrbios dos Doshas no corpo, é possível antecipar os danos nos marmas. É necessário que se distinga um problema causado por fatores intrínsecos de outro causado por fatores extrínsecos. A manifestação gradual dos sintomas é um fenômeno normal nas patologias que envolvem os Marmas. Neste trabalho, tratamos das características de lesão em Marmas específicos. As doenças que ocorrem no local do Marma não têm um bom prognóstico. Feridas e úlceras nesses locais, causadas por fatores intrínsecos, são um mau prognóstico em virtude da dificuldade de tratamento. Os sinais e sintomas de doenças nos Marmas de Shira (cabeça), Hridaya (coração) e Basti (sistema urinário) são os mais importantes.

O Marma do coração (Hridaya) é envolvido na patogenia de psicose, convulsão epilética e histérica ou desarranjos crônicos. Shankhaka é um tipo de dor de cabeça relacionada ao Marma Shankha. O Marma Basti não está relacionado apenas com a enurese ou falha renal, mas também com dysuria e diabetes mellitus. O Marma Hridaya tem relação com determinados tipos de febre. Os Marmas Guda e Hridaya têm a ver com diarreia. Piles, edema nas mãos e nos pés estão relacionados com os Marmas Vitapa e Hridaya. Icterícia, coma e perda de sensação estão relacionados ao Marma Hridaya. Sangramento, dispneia e dor no peito estão relacionados aos Marmas Hridaya e Shiro. Tuberculose pulmonar e poliúria referem-se aos Marmas Basti e Hridaya. Asma e coma têm relação com Hridaya. Os Marmas Basti, Nabhi e Vitapa são ligados aos problemas de pedra nos rins. Apanga relaciona-se às ascites e edemas no abdômen e no pênis.

Charaka menciona que a perda de substrato causará a perda do órgão da região. Portanto o Marma bloqueado ou lesionado pode prejudicar o conteúdo de Chetana (Prana). Dessa forma, o ferimento ou lesão de um marma pode acarretar doenças graves.

Os fatores intrínsecos (Vata, Pitta e Kapha) também devem ser considerados no dano causado ao Marma.

Sushruta diz que muitas condições patológicas utilizam o local do Marma como solo de infestação (viciação) e disseminação de diferentes doenças pelo corpo. Assim é essencial que se faça um exame preliminar do Marma e um regime de tratamento adequado.

Exame dos Marmas: o exame dos Marmas é importante não apenas para determinar a gravidade e prognóstico da doença, mas também para que se tenha um diagnóstico preciso. É de se estranhar que tanto Vagbhata quanto Charaka dificilmente fazem referência ao exame dos Marmas.

Apalpação dos Marmas: Deixe que o paciente relaxe antes de iniciar a apalpação. Examine os Marmas pela manhã, logo após o paciente ter feito suas necessidades matinais e tido uma refeição leve. Os Marmas são pontos específicos de consciência, sendo, portanto, de natureza e comparativamente sensível. A dor nesses locais é bem mais forte. O médico conhece o grau de sensibilidade por meio da prática e da experiência. Os Marmas são os locais onde se sente a pulsação juntamente com determinado grau de sensibilidade. É possível fazer a apalpação dos Marmas superficiais nos ombros, pescoço, rosto e cabeça, mas os mais internos, os mais profundos, são inferidos com base nos sinais e sintomas. Os Marmas profundos são também os mais importantes e a doença neles produz sintomas imediatos como insensibilidade, lentidão, alteração de consciência, vontade de ingerir água gelada, transpiração, desmaio, vômito, dispneia e outros.

Sinais de doença no Marma Hridaya: tosse, dispneia, esforço, garganta seca, dor intensa nos pulmões, protrusão da língua, secura na boca, epilepsia, psicose, delírio e desorientação. Esses sintomas causam parada cardíaca, choque e crises respiratórias graves que levam a distúrbios psicológicos.

Sinais de doença no Marma Shiro: você não encontrará Shiro na lista dos 107 marmas. Ele não é como os olhos, o nariz ou as orelhas. É o próprio cérebro. As características que surgem dos fatores intrínsecos (Doshas viciados) são: torcicolo, paralisia facial, paresia transitória, distúrbios de visão, ilusão, dor de cabeça constante, perda das funções corporais, tosse, dispneia, caimento das pálpebras, bocejo excessivo, descontrole de salivação (baba), perda de controle da voz, espasmos facio--musculares e outros.

Sinais de doença no Marma Basti: os sintomas dos Doshas atingidos são retenção de gases e urina, dor na virilha, genitais e bexiga, dor rotativa e constrita devido a prostatite, tumor, hiperplasia de Vata, parada da vesícula, dor restrita no umbigo, abdômen, reto e pélvis.

Os três Marmas acima são ligados às funções básicas vitais do corpo. As patologias que envolvem os pontos Marmas são difíceis de serem curadas.

Relação dos Marmas com a mente: a maior parte das doenças psicossomáticas não é resultado do comprometimento de diferentes Marmas. A mente tem estreita relação com os Marmas. A mente prevalece em todo o corpo e seu centro é o Marma Hridaya. O Prana tem uma relação complexa com a mente. Vata é a única causa que motiva e controla a mente. Também encontramos as trigunas (qualidades) Sattva, Rajas e Tamas nos Marmas, que são as três essências da mente. Quanto mais suscetível e sensível for a mente, assim será o Marma.

Como os Marmas têm relação direta com os Doshas e Dhatus comprometidos, os Marmas comprometidos têm relação com a patogenia de algumas doenças.

Indrabasti: pela contaminação desse Marma o paciente sofre de dor lombar, prolapso de disco, espondilite, osteoartrite e dor nas pernas. Sofre também de artrite de joelhos e lumbago por causa da doença nos Marmas Indrabasti, Nitamba, Katikataruna e Kukundara. Indrabasti e Nitamba têm um papel importante no lumbago, ao qual Katikataruna e Kukundara também estão ligados. A artrite pode frequentemente ser diagnosticada pela presença simultânea do Marma Janu.

Kshipra e Talahridaya, assim como Indrabasti, têm papel importante na artrite reumatoide. Os outros Marmas ligados à artrite reumatoide são Janu, Manibandha, Gulpha e Urvi.

Os Marmas relacionados aos casos de Ama sem dor artrítica são Kshipra, Talahridaya, Indrabasti, Amsaphalaka, Kukundara, Janu e Amsa.

Dor na junta do joelho envolve os Marmas Janu, Indrabasti e Ani.

Krikatika é responsável por algumas doenças como Shiroroga, Jaturdhwagata, ou seja, dor na cervical, dor de cabeça, estresse mental, sinusite e epilepsia. Krikatika é responsável por certas condições inflamatórias crônicas na região do pescoço e da cabeça.

Problemas de Krikatika, Amsa e Amsaphalaka causam espondilite cervical. Entre eles, Krikatika é o que tem mais chance de ser responsável pelo problema, por ser um Marma de articulação que liga pescoço e cabeça.

Problemas de Krikatika, Shankha e Adhipati causam dor de cabeça, sendo Krikatika o maior causador.

Certos Marmas são atingidos em tipos específicos de dor de cabeça, como:

Dores de cabeça com predominância de Vata — sensibilidade em Shakha com pulsação na região.

Dores de cabeça com predominância de Pitta — sensibilidade especial em Shakha, Adhipati e Seemanta.

Dores de cabeça com predominância de Kapha — sensibilidade e sensação de peso em Shringataka e Sthapani.

Dores de cabeça tidas como psicológicas ou causadas pela ioga — sensibilidade em Adhipati, Sthapani e Krikatika. Essas dores são frequentes nos praticantes de meditação, pranayamas e asanas e podem significar tendência a envolver determinados Marmas.

7

Marma Chikitsa
(Tratamento dos Marmas)

Os Marmas são pontos específicos que se relacionam aos vários órgãos internos, Doshas e Srotas, através dos canais prânicos.

Sushruta menciona três terapias — Siravyadha, Agnikarma e Ksharakarma. Na massagem Siravyadha, aplicam-se principalmente pastas, unguentos e acupressão. Os Marmas classificados na categoria de morte súbita devem ser excluídos dos tratamentos.

Marma Terapia pela massagem: a massagem tem um papel importante no tratamento dos órgãos internos por meio dos Marmas. A massagem inclui:

1. Snehana (oleamento): massagem que utiliza óleos apropriados.

2. Gharshana: que massageia o corpo com pó de ervas delicadas ou tecido de seda.

3. Esfregação vigorosa com ervas em pó ou em pasta.

4. Massagear o corpo com a perna, sem usar as mãos.

5. Pizhichil: o massagista coloca óleo quente em uma vasilha, embebe um pedaço de tecido nesse óleo e faz compressas sobre o corpo.

6. Dhara: consiste em derramar cozimentos medicinais, óleos medicinais ou leitelho (soro do leite) medicinal sobre o corpo.

7. Navarakkizhi: arroz cozido em preparados ou tinturas medicinais, colocado em tiras de pano usadas para massagear o corpo (veja os livros *Ayurvedic Massage* e *Tecniques of Massage*, do mesmo autor).

Faça a estimulação dos órgãos internos, canais e tecidos com movimentos no sentido horário. Após obter alívio nos Doshas ou redução do crescimento excessivo do tecido, massageie no sentido anti-horário. Faça essa massagem diariamente, pela manhã e à noite, durante cinco minutos, usando óleos medicamentosos, apropriados para os Marmas. Se não tiver o óleo medicamentoso, use:

Para Vata — óleo de gergelim, oliva ou amêndoa;

Para Pitta — óleo de coco, girassol ou Chandanadi;

Para Kapha — óleo de mostarda ou gergelim.

Tratamento de Marma com pasta de ervas: a aplicação de pasta de erva é útil na redução de inchaço (edema) e de dor e também fortalece e estabiliza os ossos e as articulações.

As pastas podem ser classificadas em três tipos, de acordo com sua espessura:

1. Pralep — pasta fina.
2. Pradehan — pasta grossa.
3. Alepa — pasta média.

Antes de aplicar a pasta nos pontos Marma, adicione óleo ou ghee (manteiga clarificada), de acordo com o dosha: $\frac{1}{4}$ para Vata, $\frac{1}{6}$ para Pitta e $\frac{1}{8}$ para Kapha. Essa aplicação é feita de baixo para cima de forma que atinja os tecidos e as glândulas internas, atuando de forma adequada.

Esse tratamento é indicado para os seguintes Marmas: Sthapani, Shankha — pasta de ervas de gengibre, cálamo, noz-moscada e cravo-da-índia para dor de cabeça e sinusite; Shringataka — pasta de curcuma para soluço; Nabhi — pasta de Haritaki e assa-fétida para constipação e gases.

Tratamento Agnikarma: antes do Agnikarma, sugere-se uma dieta não gordurosa para saciar Pitta. Durante o Agnikarma, recomenda-se o jejum para os casos de cálculo, hemorroidas, fístula anal e problemas na cavidade oral.

Agnikarma

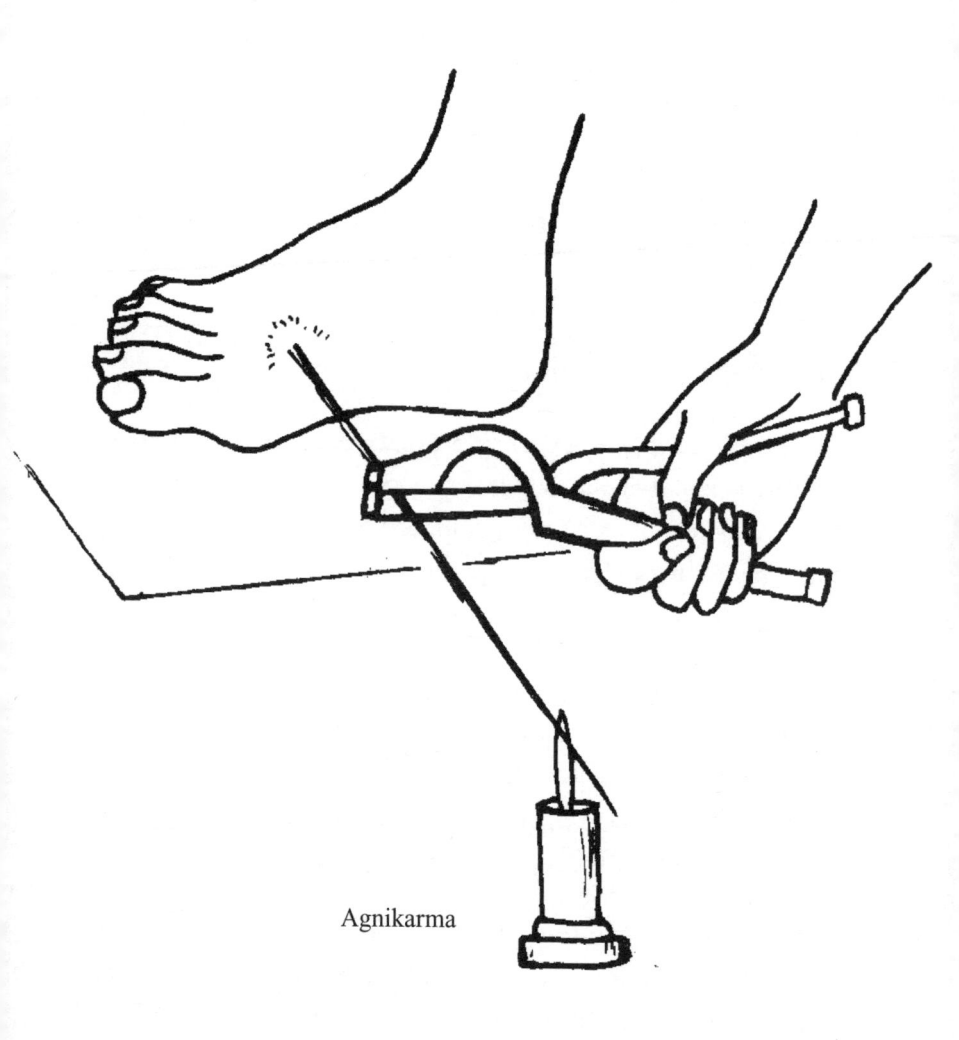

Não se aplica calor diretamente sobre os pontos Marma, pois eles são muito sensíveis. Aplica-se a ponta de uma sonda metálica fina (como prata, cobre ou ferro), em um ponto sensível próximo do Marma, de acordo com a instrução médica. A outra extremidade é aquecida na chama de uma vela. O calor conduzido pelo metal até a outra extremidade, onde está o ponto sensível, é suficiente para o tratamento que é feito até o nível da pele, não do músculo. O tratamento é feito somente para o ponto indicado de forma circular ou semicircular, de acordo com instrução médica.

Os seguintes Marmas podem ser tratados com Agnikarma:

1. Kurchasira: na sola do pé para crescimento de osso excessivo, espora calcânea.

2. Kurcha — na sola do pé: coma hepática — Kurcha direita, esplenomegalia (crescimento do baço) — Kurcha esquerda.

3. Katikataruna — para dor ciática.

4. Janu — para dor na articulação de joelhos.

5. Kurpara — dor na articulação de ombros.

6. Manibandha — dor na articulação de punhos.

Para todos os tipos de dor, escolha o ponto mais sensível da articulação do Marma mais próximo.

Sushruta aconselha o uso de diferentes sondas — instrumento de ouro, prata, cobre, ferro, ligas de dois ou três metais, ervas de pimenta longun, semente de jambu, Jaggery e produtos animais como gordura, dentes, mel, cera, etc.

Cuidados a serem tomados após o Agnikarma: aplicar mel e ghee (de preferência ghee medicamentoso).

Contraindicações: pessoas fracas, crianças, idosos, grávidas, mulheres durante o período menstrual, estados febris, diabetes, agravamento de Pitta, durante o verão e sobre os Marmas com prognóstico de morte súbita como Adhipati, Hridaya, Nabhi, Basti e outros.

Tratamento Ksharakarma (álcalis): esse tratamento só deve ser aplicado por médicos devidamente autorizados, e de acordo com os seguintes procedimentos:

1. Assumir uma postura adequada, sentado, deitado ou outra que seja confortável.

2. Cobrir o restante do corpo com tecido limpo.

3. Marcar a área, aplicar o medicamento e aguardar de 45 a 90 segundos, de acordo com o exigido para o caso.

Como o Alcalino em geral é adstringente e quente, aplique suco de cocção de ervas ácidas após o Ksharakarma. Em seguida, aplique a mistura de ghee, alcaçuz e gergelim. Esse tratamento proporciona alívio imediato devido às qualidades de penetração e cauterização.

Tratamento do Marma por sangramento: o sangramento de veias e pontos específicos é bastante eficaz na cirurgia ayurvédica e na Marma terapia. O processo de sangramento é explicado no meu livro *Shatkarma of Yoga vis-à-vis Panchakarma of Ayurveda*; aqui, apenas mencionarei os tipos:

1. Com a ajuda de sanguessugas.
2. Pracchannam (raspagem com lâmina).
3. Sira Vedha (perfuração da veia com agulhas).

Nunca se aplica a técnica de sangramento nas artérias. Ela é feita somente sobre as veias visíveis e de acordo com a área apropriada. A Marma terapia de sangramento é indicada quando Pitta e seus subtipos estão comprometidos e é sugerida para contaminação do tecido sanguíneo.

Os pré-procedimentos do sangramento são a massagem e a sudação. Dê uma dieta de sopa ou líquidos quentes com ervas apropriadas para cada Dosha. Aplique o torniquete sobre a área de Sira Vedha. Para perfurar a veia, usam-se escalpelos ou agulhas. A quantidade de sangramento depende da resistência do paciente e da gravidade da doença ou do desequilíbrio.

Contraindicação: pacientes com menos de 16 ou mais de 70 anos, durante a gravidez e logo após o parto, diarreia, anemia, asma, fraqueza, alcoolismo e aplicação sobre veias não muito visíveis.

O tema de Marma Chiktisa (o cuidar dos Marmas) não é apenas para proteção e prevenção de doenças nesses pontos, mas também para tratamento dos Marmas afetados. O Marma é tratado quando surge uma anomalia na região onde ele se localiza. Ele é geralmente examinado onde a doença do Marma é apenas algo secundário à enfermidade.

Os meios de cura dos Marmas são: defendê-los de perigos, seguir hábitos de higiene diários e tratar as doenças.

Cirurgia: o conhecimento dos Marmas ajuda o cirurgião a prevenir complicações pós-cirúrgicas e problemas gerais na região onde se localizam. A informação sobre os Marmas ajuda o cirurgião na descrição exata do problema, de forma que possa adotar o procedimento correto para o paciente. Sushruta dá as seguintes orientações para os cirurgiões:

1) Evite todos os pontos Marma.

2) As incisões devem ser feitas a um centímetro de distância de Urvi, Kurchasira, Vitapa, Kakshadhara e Parsva.

3) As incisões próximas de Sthanamula, Manibandha e Gulpha devem ser feitas de dois a três centímetros de distância do ponto Marma.

4) No caso dos Marmas Hridaya, Basti, Guda, Nabhi e Kurcha, a distância deve ser de três a quatro centímetros.

5) As incisões próximas dos marmas Shringataka, Seemanta e dos dez Marmas do pescoço devem ser feitas de quatro a seis centímetros de distância do ponto Marma.

Ferimentos extrínsecos são significantes e ocorrem em consequência de cortes, incisões, golpes com objetos cortantes, armas, queimaduras e instrumentos afiados. Apesar da variação da gravidade do ferimento, os sinais e sintomas invariavelmente são os mesmos.

Sushruta diz que a sintomatologia comum das regiões do Marma atingido durante uma secção de veia é: o paciente tem vertigem, fala excessivamente incoerente, insensibilidade, movimentos involuntários, perda das faculdades mentais, calor, perda de controle dos membros, inconsciência, movimento ascendente de Vata, dor intensa, palidez e afecções sensoriais e motoras.

Aspecto preventivo: como os Marmas são muito sensíveis, Charaka enfatiza a autopreservação dos mesmos contra atividades e condições que possam prejudicá-los. Um pequeno ferimento pode causar um grande problema, então evite esforços físicos e mentais que são a causa principal dos fatores de estresse tanto para as anomalias cardiovasculares quanto para as cérebrovasculares. Depleção do tecido / substâncias metabólicas, refreio dos impulsos naturais, consumo excessivo de elementos secos, atividade física excessiva e jejum são fatores que tornam os Srotas Pranavaha (respiratórios) desordenados e vulneráveis a doenças, pois todos os Marmas são centros de Prana.

Caminhar por terrenos acidentados, usar sapatos duros, permanecer muito tempo em pé, executar trabalhos manuais pesados, viajar em excesso, são atividades que prejudicam os Marmas dos membros — dependendo da constituição e condição de cada um. Proteger contra o vento seco, quente ou frio também é um cuidado positivo para os Marmas. Muitos Marmas posteriores estão localizados ao longo da coluna vertebral. Viver em constante estresse, sempre preocupado, triste ou com medo, são fatores que têm impacto direto sobre o Marma Hridaya. Poluição sonora e uso excessivo dos órgãos sensoriais são motivos para provocação de Vata na cabeça. Pressão sanguínea alta, isquemia coronária, isquemia cerebral e problemas neurológicos também são resultados da provocação de Vata. A inibição voluntária de Veja (na Ayurveda,* Veja são os impulsos físicos como urina, excreção, fome, sede e sono) não apenas aumenta Vata, como também tende a infligir alguns Marmas.

Retenção do impulso urinário causa dor na bexiga e dor de cabeça. Retenção do impulso retal causa dor de cabeça. O costume de reter o impulso da ejaculação do sêmen (esperma) produz dor cardíaca. Refrear os reflexos do bocejo induz a Manyastambha (torcicolo), paralisia facial e hemicrania. Reprimir o arroto causa dor cardíaca; a dor na região cardíaca pode ocorrer também pela repressão da sede. Reprimir as lágrimas

---

*N.E.: Sugerimos a leitura de *Ayurveda — A Ciência da Longa Vida*, de Janner R. Cortes e Dr. Edson D'Angelo, da Madras Editora.

pode causar doenças coronárias, e inibir o sono e é uma das razões da dor de cabeça.

Dessa forma, a pessoa deve estar ciente dos limites de sua constituição e de suas vulnerabilidades.

8

Em Busca da Saúde Perfeita

Charaka faz referência a alguns regimes que melhoram a saúde dos Marmas. A Ayurveda dá uma descrição geral sobre regimes diários e regimes sazonais. O regime diário envolve comida adequada, na hora certa, e qualidade de sono. Os regimes sazonais variam de acordo com as tendências da estação, são dirigidos à estimulação dos Doshas específicos e incluem variação adequada de alimento, banho frio ou quente, banho de Sol, etc., fatores importantes no contexto dos Marmas. A prática regular das posturas de Ioga tornam o corpo forte e propicia estabilidade aos Marmas.

Recomenda-se a utilização de Rasayana (rejuvenescedores) da Ayurveda (como leite e ghee) para reabastecer os Marmas. O Marma precisa de óleo para controlar o Vata vulnerável a desequilíbrios. As drogas da Medhya Rasayana podem ajudar as funções do Marma Shiro, protegendo-o de episódios neurológicos, degenerativos e vasculares. A massagem com óleo é importante para a saúde dos Marmas. É aconselhável que se aplique óleo todos os dias, pelo menos na cabeça, orelhas e sola dos pés. A frontanale (moleira) deveria ser sempre oleada. O Marma Nabhi também deveria sempre ser untado com óleo ou ghee. A massagem regular com óleo protege contra o envelhecimento e esgotamento de Vata, nutre o corpo, aumenta a expectativa de vida, provê qualidade de sono, melhora a estabilidade, a visão e a textura da pele. Como Vata é elemento predominante no sentido do tato e a pele é onde sentimos o tato, a massagem é a melhor forma de controlar Vata. A oleosidade favorece o Marma.

Massagear as solas dos pés com óleo elimina a secura e aspereza, confere suavidade e flexibilidade, melhora o poder de visão, evita a dor ciática, rachaduras e úlceras, além das deformidades relacionadas aos vasos sanguíneos e tendões dos membros inferiores.

Benefícios do oleamento da cabeça: o uso regular de óleo na cabeça previne dores da cabeça, fortalece o crânio, estimula a percepção sensorial, proporciona sono tranquilo e evita a queda prematura de cabelos. A mente está localizada entre o palato superior e o topo da cabeça, de forma que os Marmas situados nessa região têm relação estreita com os aspectos mencionados acima. Assim sendo, a oleação da cabeça (Adhipati) tem efeito permanente na manutenção de boa saúde.

Benefícios do oleamento das orelhas: com esse processo a pessoa fica livre das doenças Vata que ocorrem nas orelhas, pescoço e mandíbula, evitando a ocorrência de hiperacusia (audição falha) e surdez.

Benefícios do errino (Nasya): a prática regular de Nasya previne doenças acima do pescoço, provê compleição facial, cabelos longos e de cor natural, fortalece as articulações do crânio, ligamentos, tendões, tecidos vasculares e nervosos, evita rigidez do pescoço, dor de cabeça, tremores, paralisia facial, suaviza o processo degenerativo do envelhecimento dessa região e mantém a saúde dos Marmas.

Oleação umbilical: o Marma Nabhi é um centro importante de Prana. A oleação umbilical controla Vata e estabiliza adequadamente o Prana no corpo. Ajuda na eliminação de gases, e alivia a dor abdominal.

(Para mais informações sobre massagens, consulte o livro *Ayurvedic Massage for Health and Healing*, do mesmo autor).

Tratando as doenças dos Marmas: o tratamento implica principalmente no reabastecimento da matriz física básica do Marma, controle de Vata e saciedade de Pitta que resulta em um suplemento para perda de prana.

Há três tipos de tratamento:

1) Medicação interna por via oral e/ou outras vias;

2) Tratamento local na região do marma;

3) Tratamento psicológico.

Os medicamentos orais devem ter as propriedades Snigdha (oleosidade), Madhura tikta, Jeevaneeya, Balya, Brimhana,

Vata shamaka e Pitta shamaka. Vata, a raiz, a base do Prana, é responsável pela estimulação de Pitta e Kapha. No caso do Marma, a melhor indicação é Basti (lavagem medicamentosa). Charaka menciona em detalhes o tratamento para os Marmas Hridaya, Basti e Shira.

Tratamento para o Marma Hridaya: sirva um mingau líquido cozido com suco de fruta ou outras drogas que tenham sabor ácido, pó de assa-fétida e sal. Pode-se também dar um suco ou decocção de cinco drogas (Shaliparni, Prishnaparni, Kantakai, Brahati e Gokshura). A dieta é feita com mingau de Yava preparado com outras cinco drogas (Bilva, Agnimantha, Syonaka, Patala e Bala). Em caso de distúrbio do Marma Hridaya, pode-se seguir o regime de tratamento indicado para doenças do coração.

Tratamento para Marmas da cabeça: quando Vata contamina a cabeça, o paciente deve receber oleação, fomentação e cataplasma com os medicamentos adequados. É necessária a oleação interna com ghee medicamentosa ou óleo. Aconselha-se também erríneo com suco ou vapor.

Tratamento do marma Basti (bexiga): fomentação quente do baixo ventre/torso por sudação intensa. Para isso, faz-se lavagem supositória (Varti) usando urina de vaca e a droga Shyama. Servir ao paciente bebidas alcoólicas de Bilva acrescidas de raízes de Shara, Kasha, Kharashoa, Yava rishabhaka e Vriddhi com leite fervido. Usa-se Peetadaru taila para lavagem com óleo. Para purgação, usa-se ghee de Tilvaka Sarpi. São ministradas oleação posterior, fomentação e Uttara Basti, usando as seguintes drogas: decocção de Shatavari, Gokshura, Brahati,

Kantakari, Cherasi, raiz de Kusha e raiz de Kasha. Para preparar o óleo medicamentoso, use as seguintes drogas: Bala, Vrisha, Vrishabhaka, Kharaswa, Upakumchika, Vatsaka, sementes de Trapusha, sementes de Ervaruka, Sitivaraka, Madhuka, Hatapushpa, Ashmabheda, Vashaheda, Varshabhu e Madanaphala.

Quando for tratar o paciente, o médico deve observar:

a) o estado geral de contaminação do Dosha (consistência);

b) qualidade de substância do Marma em relação à contaminação (incluindo Dhatus e Marmas);

c) canais ou sistemas pertencentes ao Marma específico;

d) qual dos cinco Vatas localiza-se naquele Marma.

Os medicamentos para o Marma têm propriedades antagônicas ao Dosha afetado, mas adequadas ao Marma e aos Srotas aos quais pertencem. São adotadas todas as medidas possíveis para controlar Vata, tais como Snehapana (oleação interna), oleação externa, fomentação, Basti (lavagem), errino nasal e purgação. Apana é sujeito a Anuloma (movimento descendente), Samana é acalmado em seu próprio lugar no centro, Vyana é tridirecionado (para cima, para baixo e para diagonal) e, finalmente, Prana recebe a devida atenção para proteger a cabeça. Em caso de Vata é útil o uso das drogas Bala, Eranda, raiz de Eranda, Rasna, Ashvagandha e outras.

Para tratar Pitta, usa-se leite, água fria, Chandan, água de rosas, água de coco fresco, Yashtimadhu e Amalaki.

Para Kapha, usam-se substâncias ácidas, Kanjika, leitelho e outras. Para uso externo em Kapha, recomenda-se Nirgundi, Rasna e pó de vacha, gengibre seco, algumas ervas importantes — Guduchi (Tinospora cordifolia), Bala (Sida rhombifolia), Abitulum indicum, Rasna (vanda roxburghii), Amalaki (Emblica officinalis), Arjuna (Terminalia arjuna), Jeevanti (Leptadenia reticulata), óleo de gergelim, óleo de mamona, leite e ghee.

Abhyanga/massagem, sudação, pasta, cataplasma frio e Pariseka são indicados para tratamento de doenças cardíacas. Basti Roga pode ser tratado tanto com lamparina de óleo sobre o umbigo quanto com ventosas.

Para tratar o Marma é importante a apalpação local, assim como a pressão confortável e o toque dos Marmas com os dedos e palmas das mãos. Para Krikataka, Nitamba e Katikataruna, os movimentos rotatórios devem ser feitos com mais pressão. As pontas dos dedos são usadas nas costas para tratamento de Amsaphalaka. No tratamento dos Marmas do pescoço e Indrabasti nas pernas, faz-se a esfregação e massagem com pressão leve. No início o tratamento é feito por dois minutos em dias consecutivos. A duração e pressão sobre os Marmas vão aumentando gradualmente. Pode-se repetir as sessões até que se recupere completamente a suavidade do Marma.

Os benefícios do tratamento são:

1) estabelecer o nutriente adequado aos Marmas cujos metabolismos são distintos;

2) ajudar na limpeza dos canais de plasma e linfa nos Marmas que conduzem o Dosha;

3) as qualidades dos medicamentos podem neutralizar os fatores patológicos que contaminam o Marma.

Quando os Marmas atingem o estado normal, os sinais e os sintomas das doenças desaparecem simultaneamente. Reabastecer os Marmas pode ser mais eficaz do que os tratamentos de supressão dos sintomas.

Há momentos em que os Marmas estão inflamados e tão sensíveis que se deve evitar o mais leve toque. O ideal, então, é tratá-los durante alguns dias com ghee ou cataplasma e somente depois fazer a massagem.

O Marma Krikatika na base do crânio está relacionado à dor de cabeça, enxaqueca, sinusite e também ao estado mental. Comece a manipulação usando Bala tailam ou Mahanarayana tailam ou óleo de gergelim sobre a região afetada. Faça movimentos rotatórios com os polegares sobre Krikatika, aplicando a pressão adequada, por alguns minutos, parando um instante e voltando por mais alguns minutos. Durante o tratamento, pode-se sentir um desbloqueio das narinas e alívio das dores de cabeça.

Para tratar o Marma Shakha, usa-se primeiramente pó de Rasnadi e em seguida massageia-se com os dedos aplicando Panchaguna taila. Em poucos minutos o paciente pode sentir uma espécie de luminosidade na cabeça, abertura dos Nadis e redução da dor de cabeça. Pode-se também tratar Amshphalaka na dor cervical e Katika taruna na dor lombar.

Nasya (errinos nasais) é um pós-procedimento para o Marma Manya. Massagem e nasya obtêm bons resultados nos Marmas de face e da cabeça — Shankha, Sthapani, Vidura, Adhipati e outros. As drogas administradas nos errinos entram na cabeça. Shringataka é mencionado como uma via de transporte das drogas administradas nos errinos. Recomenda-se massagear Manya. Nasya é um pós-procedimento que tem a finalidade de normalizar o sistema que se desequilibra durante o tratamento principal. Após Nasya, massageia-se a face e o pescoço por estar perto das cavidades carótidas no pescoço, que desempenham a atividade receptora. A massagem nas palmas das mãos e nas solas dos pés é feita com pós-errinos. O errino é indicado para pequenos estresse físicos que ocorrem em vômitos, purgação e Basti. Iniciar a massagem com uma leve pressão no centro vasomotor no cérebro ajuda a baixar a pressão sanguínea sistemática. O aumento da pressão sanguínea devido a Nasya é controlado por uma massagem suave em Manya. Shirodhara aplicado em Sthapani alivia o estresse mental e induz ao sono. Shirobasti e Shirodhara são muito benéficos para os Marmas Adhipati e Simanta.

Medicamentos para tratamento externo:

Rasna em pó (Vanda Roxburghii)

Nirgundi em pó (Vitex Negundo)

Gengibre em pó

Ashwagandha em pó (Withania Somnifera)

Sândalo em pó

Rakta Chandam em pó (Pterocarpus marsupium)
Mudga em pó (soja verde)
Vacha em pó (Acorus calamus)
Ghee, leite, água fria, lama, Mahanarayana tailam e Ksheerabala tailam.

Sugere-se também tratamento de Abhyanga sobre os Marmas Udvarta, Dhara, Pizhichil, Pindasweda, Uro-basti, Pichu e Poultice.

Pasta para Marma: 144g de Kunduruskha, 192g de Tavaksheera, 48g de Kanyasara e 24g de Ahiphena. Misture todos os pós com suco de aloe, adicione ghee e aplique sobre o Marma. Alivia irritação no local, sensação de ferroada, rigidez, sensação de queimação e remove a formação de pus.

As doenças psicossomáticas fornecem material suficiente para compreender a relação do marma com a mente. As drogas rejuvenescedoras do cérebro e Shirodhara são importantes nesse aspecto.

9

Os Marmas e a Ioga

Os asanas (posturas de Ioga) são prescritos para doenças asmáticas, desarranjos articulares, diabetes, doenças cardioisquêmicas, lumbago e outros problemas vertebrais. As condições patológicas dos Marmas podem ser melhoradas pela prática dos asanas. Essa prática também ajuda na saúde dos órgãos e torna a estrutura física mais forte. O objetivo principal dos asanas, mudras* e pranayamas da Ioga é purificar os canais de energia para a livre movimentação do prana, a fim de propiciar melhores qualidades de vida e alcançar níveis espirituais mais altos. A meditação conduz a mente e o aspecto mais sutil do corpo para um estado de paz interior, por meio da limpeza dos canais de energia. Os asanas são o início do processo para execução dos mudras que ajudam a purificar os chacras, para que o prana flua livremente. Essa transformação reflete-se em todas as partes do corpo que são regidas pelo chakra. Antes de iniciar algum tratamento para um paciente, aconselha-se tratar o problema por meio

---

*N.E.: Sugerimos a leitura de *O Poder Curativo dos Mudras*, de Rajendar Menen, Madras Editora.

da meditação e da prática de asanas e do método ióguico de purificação (Shat karmas).

Deve-se ensinar ao paciente o processo de relaxamento e os benefícios de recuperação de uma doença. A prática de posturas, pranayamas e meditação ajuda a curar os problemas psicológicos.

A fim de entender como os asanas funcionam, é necessário que se observem as indicações dos textos clássicos. O texto *Hatha Yoga Pradeepika* fornece tanto instruções quanto resultados das práticas. Ele usa terminologia da Ayurveda como Doshas, tecidos do corpo, fogo digestivo, etc. Eis alguns exemplos:

Matsyendrasana (torção da coluna)

Coloque o pé direito na base da coxa esquerda, o pé esquerdo girado para fora do joelho direito, e permaneça com o corpo virado, segurando o dedão do pé esquerdo com a mão direita e mantendo o antebraço esquerdo nas costas. Essa postura intensifica o fogo digestivo e é uma arma poderosa contra doenças. Ajuda a despertar a Kundalini e bloqueia a narina esquerda, o canal sutil chamado Ida.

Pascimottanasana (flexão anterior)

Alongue as pernas no chão e segure os dedões dos pés com as mãos, levando a testa em direção aos joelhos. Essa postura força o retorno do fluxo de ar no estômago. Ele também eleva o fogo gástrico e afina a região estomacal, trazendo saúde para o corpo.

Mayurasana (postura do pavão)

Com as duas palmas das mãos no chão, apoiando cada uma das laterais ao longo do umbigo, sobre os cotovelos eleve o corpo e a cabeça em uma altura equilibrada.

Essa postura cura doenças como tumores, hidropisia e outras, além de equilibrar os doshas. Ela não só estimula o fogo gástrico como também destrói qualquer toxina mortal.

Shavasana (postura do morto)

A postura de Shavasana ou de relaxamento consiste em deitar-se imóvel no chão, como um cadáver. Essa postura elimina cansaço e tranquiliza a mente.

Vata, Pitta e Kapha perdem o equilíbrio por causa de dietas e atividades inadequadas e também em virtude de fatores externos e genéticos. Eles tanto podem aumentar quanto diminuir vários sintomas do corpo, através dos quais podem ser identificados. A tabela a seguir mostra um resumo desses sintomas nos Marmas:

Local n°	Nome do Marma	N° de Marmas	Localização	Ação da Ioga
1.	Talahridaya	4	Centro das palmas das mãos e solas dos pés	Alongar: aumenta altura do arco do pé, durante relaxamento aprofunda a curvatura
2.	Ksipra	4	Entre polegar e indicador, e dedão e segundo dedo do pé	Manter fechados quando as mãos estiverem no ar, alongar quando as mãos estiverem no chão. Manter espaço entre o dedão e o segundo dedo do pé
3.	Kurca	4	Parte almofadada abaixo do polegar e do dedão do pé	Pressionar no chão para manter estabilidade
4.	Kurcasira	4	Abaixo do punho, abaixo do tornozelo	Manter o espaço entre punho e mão e entre tornozelo e pé
5.	Manibandha	2	Punho	Girar o punho para manter alinhamento e fortalecimento
6.	Gulpha	2	Tornozelo	Estender e firmar
7.	Indrabasti	4	Na saliência do antebraço e da panturrilha	Alongar as inserções dos músculos inferiores
8.	Kurpara	2	Cotovelo	Alongar, manter firme
9.	Janu	2	Joelho	Alongar, manter firme
10.	Ani	4	Logo acima do cotovelo e do joelho	Alongar
11.	Urvi	4	Logo acima do meio do braço e da coxa	Alongar
12.	Lohitaksha	4	Frente da axila e centro da virilha	Soltar quando axila e virilha estiverem fechadas. Estender quando estiverem abertas
13.	Kakshadhara	2	Centro da axila	Soltar quando axila estiver fechada. Estender quando estiver aberta

Os Marmas e a Ioga

Local nº	Nome do Marma	Nº de Marmas	Localização	Ação da Ioga
14.	Vitapa	2	Parte baixa da virilha	Encolher quando a virilha estiver fechada, estender quando estiver aberta
15.	Guda	1	Ânus	Comprimir e juntar os glúteos
16.	Basti	1	Bexiga	Puxar para trás e levantar
17.	Nabhi	1	Umbigo	Puxar para trás e levantar
18.	Hridaya	1	Coração	Elevar e projetar
19.	Sthanamula	2	Base do peito	Elevar e projetar
20.	Sthanarohita	2	Auréola (ponto circular ao redor do mamilo)	Elevar e abrir o peito
21.	Apastambha	2	Logo acima do meio da clavícula (no topo dos pulmões)	Elevar
22.	Apalapa	2	Dobra peitoral (inserção do músculo peitoral)	Abrir o peito levando os ombros para trás
23.	Katikataruna	2	Articulação sacrolombar	Alongar os músculos das pernas e girar as pernas
24.	Kukundara	2	Articulação sacroilíaca	Pressionar o cóccix
25.	Nitamba	2	Crista do ilíaco	Contrair o músculo para manter ereto
26.	Parsva sandhi	2	Rins	Pressionar para estimular os rins
27.	Amsaphalaka	2	Omoplatas	Pressionar próximo às costelas para dar suporte ao peito
28.	Brihati	2	Tórax dentro das omoplatas	Pressionar para formar a concavidade da espinha torácica
29.	Amsa	2	Ligamentos do ombro	Encolher e pressionar
30.	Manya	2	Artéria carótida	Alongar
31.	Nila	2	Lateral da garganta	Relaxar e encolher o pescoço

Local nº	Nome do Marma	Nº de Marmas	Localização	Ação da Ioga
32.	Matrika	8	Veia jugular	Alongar
33.	Krikatika	2	Junção da cabeça e pescoço	Alongar e pressionar
34.	Vidhura	2	Base das orelhas	Esticar e encolher
35.	Phana	2	Ambos os lados da cavidade maxilar do nariz	Relaxar
36.	Apanga	2	Canto externo dos olhos	Relaxar
37.	Avarta	2	Acima dos supercílios	Relaxar
38.	Shankha	2	Têmpora (entre a fronte e a orelha)	Relaxar
39.	Utkshepa	2	Articulação frontal e parietal	Relaxar
40.	Sthapani	1	No meio das sobrancelhas	Relaxar
	Shringataka	4	Dentro da boca, atrás da úvula	Relaxar
	Simanta	5	Ao longo das suturas cranianas	Relaxar
	Adhipati	1	Medula	Relaxar

Os asanas afetam os Doshas no corpo. Todos os asanas aumentam o aspecto de Vata, quando alongam os músculos, abrem os espaços entre as articulações e descomprimem as partes flexíveis do corpo. Assim, ao analisar um asana, deve-se considerar o aspecto «Ar» de Vata. O aspecto «Éter» de Vata torna-se predominante na postura do morto, o que não ocorre com nenhum outro elemento.

Sintomas de Desequilíbrio dos Doshas

Dosha	Sintomas de elevação	Sintomas de baixa
Vata	Emagrecimento, negror, desejo por coisas quentes, tremores, retenção de fezes e flatulência, constipação, perda de força, insônia, diminuição das funções dos sentidos, fala desconexa, vertigem e desânimo	Perda de energia, redução ou perda da fala e da ação, diminuição da percepção, sintomas de aumento de Kapha
Pitta	Evacuação, urina, olhos e pele amarelados; fome, sede e diminuição do sono	Digestão fraca, frio e desânimo de Kapha, palpitação e afrouxamento das articulações
Kapha	Digestão fraca, excesso de salivação, preguiça, peso, palidez, frio, flacidez, problema respiratório, tosse e sono excessivo	Vertigem, secura nos locais

Os asanas geralmente equilibram Vata, regulam Kapha e mantém Pitta. Kapha e Pitta são inativos. É Vata que faz com que eles aumentem ou diminuam. Essa tabela mostra os efeitos dos tipos de postura nos Doshas.

Efeitos dos Asanas nos Doshas

Tipo de postura	Efeito dos doshas	Benefício para o corpo e para a mente
Postura em pé	Kapha + Pitta + Vata equilibrado	Forma e fortalece os músculos, torna as articulações firmes. Eleva o fogo digestivo, aumenta a circulação sanguínea, reduz a frouxidão das juntas. Transforma gordura em massa muscular. Restabelece a mobilidade física
Postura da coluna	Kapha + Pita + Vata equilibrado	Induz à imobilidade e à calma. Eleva o fogo digestivo. Favorece a livre circulação de Prana e Udana. Tranquiliza a mente. Não há agitação de Pitta, pois Vata não a estimula.
Pulo e saudação ao Sol e postura inclinada	Kapha − Pitta + Vata +	Reduz a inércia. Estimula o fogo digestivo, melhora a circulação, elevando todos os fogos metabólicos. Aumenta movimento e proporciona leveza.
Torções	Kapha − Pitta + Vata +	Menor rigidez. Aumenta eliminação do metabolismo. Aumenta mobilidade da coluna e das articulações.
Flexões posteriores	Kapha − Pitta + Vata +	Reduz a preguiça e lentidão. Melhora fogo digestivo e circulação. Aumenta a mobilidade da coluna.
Flexões anteriores	Kapha + Pitta + Vata −	Redução de atividade traz serenidade e tranquilidade. Com o movimento adequado de Apana, não há problema com o fogo gástrico. Apana e Samana são regulados. Tranquiliza o corpo e a mente
Posturas invertidas	Kapha − Pitta + Vata +	Diminui a congestão no peito, aumenta o poder mental. Regulariza a digestão, o metabolismo e os hormônios. Boa circulação de Prana. Redução do bloqueio de Kapha

Os aspectos importantes no tratamento dos Marmas são o relaxamento do corpo e da mente e a preservação do Prana através do controle sobre as atividades mentais.

Charaka indica a meditação para casos de doenças do coração e também medicamentos psicologicamente agradáveis para o tratamento de anomalias cardíacas.

Esse conceito também acentua a recomendação da purificação pelo Panchakarma — antes de iniciar o tratamento de qualquer doença.

As técnicas de purificação da ioga —Bhastrika e Nauli — fortalecem os Marmas do abdômen enquanto Jalaneti protege o Prana e Shringataka. A prática regular do Suryanamaskar (Saudação ao Sol) que contém 12 posturas diferentes, quando executada de forma rítmica e com a respiração adequada, trabalha praticamente todos os marmas do corpo, mantendo-os saudáveis.

O Pranayama é um exercício operacional que padroniza a energia vital de um indivíduo. As doenças coronárias e do tórax podem ser curadas com a prática de Pranayama. Assim, Pranayama é o primeiro e o melhor instrumento para o tratamento natural de cada um dos Marmas do corpo.

Glossário

1. As ervas e seus nomes botânicos

Agaru	*Aquilaria Agalocha*
Amalaki	*Emblica officinalis*
Amruta (Guduchi)	*Tinospora cordifolia*
Apamarga	*Achryanthus aspera*
Arjuna	*Terminalia arjuna*
Ashwagandha	*Withania somnifera*
Atibala	*Sida rhombifolia*
Bala	*Sida cordilofia*
Bhringaraja	*Eclipta alba*
Bibhitaka	*Terminalia bellerica*
Bilva	*Aegle marmelos*
Brahmi	*Bacopa monnieri*
Brahati	*Solanum indicum*
Chandan	*Santalum album*
Chitraka	*Plumbago zeylanica*

Deodar	*Cedrus deodar*
Ela	*Elatteria cardamomum*
Eranda	*Ricinus communis*
Gokshura	*Tribulus terrestris*
Haritaki	*Terminalia chebula*
Jatamansi	*Nardostachys jatamansi*
Jeeraka (cumin)	*Carum carvi*
Jeevanti	*Leptadenia reticulata*
Jyotishmati	*Selastrus paniculata*
Kapikacchu	*Mucuna pruriens*
Karpasa	*Gossypium herbaceum*
Karanja	*Pongamia glabra*
Katuka	*Picorrhiza kuroa*
Kumkuma	*Crocus sativus*
Kushtha	*Saussurea lappa*
Kushmanda	*Benincasa hispida*
Licorice	*Glycirrhiza glabra*
Laksha	*Lacifera lacca*
Lavanga	*Syzigium aromaticum*
Lodhra	*Symplocus racemosus*
Manjishta	*Rubia cordifolia*
Masha	*Phaseolus roxburghii*
Musta	*Cyperus rotundus*
Nagakesara	*Mesua ferrea*
Nimb (neem)	*Azadirachta indica*
Nirgundi	*Vitex negundo*
Padmaka	*Nelumbo nucifera*

Glossário

Parpata	*Fumaria pervaeflora*
Patola	*Trichosanthes cucumeria*
Punarnava	*Boerrhavia diffusa*
Rasna	*Pleuchera lanceolata*
Sahachara	*Barlaria Prionitis*
Shatavari	*Asperagus racemosus*
Shigru	*Moringa pterigosperma*
Shunthi	*Zingiber officinalis*
Triphala	*Three myrobalans* — frutas
Udumbara	*Ficus religiosa*
Vacha	*Acorus calamus*
Vatarambha	*Aconitum ferox*
Vidanga	*Embelia ribes*
Vidari	*Ipomea digitata*
Yashtimadhu (Licorice)	*Glycirrhiza glabra*

2. Ajuda com termos técnicos

Agni (fogo) — Há 13 tipos de Agni que estimulam o metabolismo e as funções psicológicas do corpo. O maior Agni (Jatharagni) situa-se no estômago.

Ama — É uma toxina patológica produzida no corpo pela alteração de Agni e pelo desequilíbrio metabólico do corpo. É responsável por muitas doenças.

Amashaya (estômago)	O local onde ficam retidas as substâncias que estão em processo de digestão. O local de Kapha. A posição anatômica relativa à região gástrica.
Avarana	Uma condição patológica estranha que ocorre devido ao movimento de Vayu no corpo.
Aura	O campo de energia individual que circunda o ser humano. Os peritos no assunto conseguem identificar o tipo de aura de uma pessoa e por meio dela fazer diagnósticos da doença e respectivo tratamento.
Balya	As drogas que conferem Bala (força) para o corpo são chamadas de Balya.
Basti (clister)	Um dos processos de Pancakarma, considerado como um bom tratamento para doenças de Vata.
Bhutatma	Sushruta observou que os Marmas são os locais de Bhutatma.
Brimhana	As drogas que aumentam a massa corpórea têm a propriedade de Brimnaha.
Chakra Bheda	O processo da filosofia ióguica que conduz a consciência superior. A energia que se move para cima através

Glossário

Chakra	do chacras. Por meio desse princípio obtêm-se a iluminação. Agnivesha tantra tornou-se conhecido como Chakra Samhita.
Dhara	Derramamento de líquido (chamado de Shirodhara — líquido medicamentoso quente ou frio, que é derramado sobre a região da cabeça).
Dosha (Tridosha)	Dosha significa defeito: se provocado, pode destruir o corpo. Vata, Pitta e Kapha são os humores essenciais responsáveis pelo funcionamento adequado do corpo. Quando desequilibrados, tornam-se a causa das doenças.
Guna (Triguna)	Gunas são as propriedades primordiais da mãe Natureza. São elas: Sattva, Rajas e Tamas, as substâncias da mente.
Jeevaneeya	São as drogas que ajudam o corpo a manter a vida.
Koshta	A cavidade torácica, a cavidade adbominal e os órgãos viscerais, incluindo coração e pulmões, estão incluídos no conceito de Koshta.

Nabhi	Umbigo, o centro de origem de todo sistema vascular, o principal lugar de Prana. A respiração sutil começa e termina em Nabhi.
Nidana	Conhecimento que conduz ao diagnóstico que explica a relação entre a doença e sua causa específica.
Ojas	A essência suprema de todos os dhatus (metabolismo distinto) do corpo.
Pakwashaya	Grande cólon.
Pancamahabhuta	Os cinco grandes elementos básicos: Éter, Ar, Fogo, Água e Terra.
Rasa	Suco, nome do primeiro metabolismo formado após a digestão alimentar. Há sete dhatus.
Yogavahi vayu	Vayu tem a dupla função de misturar elementos quentes e frios.

Índice Remissivo

A

Apana 17, 19, 20, 21, 27, 93, 106, 115
    funções de 5, 18, 42, 115, 117
Ashtanga Hridaya 9, 11
Ashtanga Samgraha 9

C

Canais Respiratórios 22, 115
    Ida 26, 100, 115
    Pingala 26, 115
Chacras
    Ājnā 28, 30, 31, 115
    Anāhata 28, 30, 31, 115
    Manipura 29, 31, 52, 115
    Muladhara 27, 31, 115
    Sahasrāra 28, 30, 31, 115
    Swādhisthāna 29, 31, 115
    Vishuddha 25
Charaka 9, 11, 59, 71, 72, 75, 85, 89, 92, 107, 115

K

Kapha
    Subdoshas de 19, 22, 25, 116

M

Mahabharata 10, 12, 116
Marmas
   composição dos 116
   da Cabeça 6, 116
   da parte traseira 116
   das mãos e pernas 116
   definição de 116
   do abdômen 107, 116
   do pescoço 60, 61, 75, 85, 91, 94, 116
   do tórax 54, 55, 107, 116
   e a Ioga 7, 12, 99, 116
   e os Chacras 8, 27, 116
   história dos 116
   papel do Prana 116
   patologia dos 69, 116
   prescrições para melhorar a saúde dos 116
   principais classificações 34, 116
   tratamento dos 35, 77, 84, 94, 106, 116

P

Pitta
   cinco tipos 20, 23, 116
   funções 5, 13, 16, 18, 20, 21 27, 29, 36, 42, 67, 73, 89,
      105, 111, 115, 116, 117
   Subdoshas de 19, 22, 25, 115, 116
Prakriti 11, 13, 116
Prana 5, 11–13, 16, 18, 19, 20, 21, 26, 27, 34, 35, 64, 71, 74,
   85, 91, 92, 93, 106, 107, 114, 116
   cinco tipos 16–18
Purusha 11, 13, 116

R

Ramayana 10, 12, 117
Rasayana 75, 89, 117

S

Samana 17, 19, 20, 21, 93, 106, 117
    funções de 5, 18, 42, 115, 117
Siddhas
    Marmas dos 67, 86, 117
Sistema Siddha 10, 55, 117
Srotas 5, 13–15, 16, 17, 18, 77, 85, 93, 117
Sushruta 9, 27
Sushruta Samhita 11, 13, 117

T

Termogênese, princípio da
    princípio da 117
Tridoshas 11, 13, 26, 117
Trigunas 11, 13, 26, 117

U

Udana 17, 19, 20, 21, 58, 59, 106, 117
    funções de 5, 18, 42, 115, 117

V

Vagbhata 29, 35, 72, 117
Vata 5, 11, 13, 14, 15, 16, 18, 19, 35, 41, 51, 56, 60, 67, 69,
      72, 73, 74, 75, 78, 79, 85, 86, 89, 90, 91, 92, 93, 101,
      105, 106, 112, 113, 117
    principais funções 117
    Subdoshas 19, 22, 25, 115, 116, 117
Vyana 17, 19, 20, 21, 93, 117
    funções de 5, 18, 42, 115, 117

Leitura Recomendada

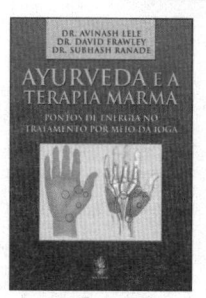

Ayurveda e a Terapia Marma
Pontos de Energia no Tratamento por Meio da Ioga

Dr. Avinash Lele, Dr. David Frawley e Dr. Subhash Ranade

Essa obra foi escrita por três palestrantes e médicos de renome no Oriente e contém informações práticas para os terapeutas ocidentais que trabalham com massagens e acupressão. Eles tratam especialmente dos marmas, que são pontos de pressão e uma parte importante da ioga e da ayurveda.

Ayurveda – A Ciência da Longa Vida

Dr. Edson D'Angelo e Janner Rangel Côrtes

Ayurveda significa a ciência (Veda) da longevidade (Ayur). Ela se baseia na harmonia para o alcance da felicidade, por meio de um processo silencioso da mente, a fim de se buscar a verdade e a plenitude. Essa ciência – que apesar de se manter atualizada é também o sistema terapêutico mais antigo do mundo, por se basear em textos sagrados – faz uso de plantas medicinais, massagens, acupuntura, etc. Essa obra mostra, por meio de exercícios práticos e dicas, o poder das coisas que vêm da Natureza e como aplicá-las em nosso benefício.

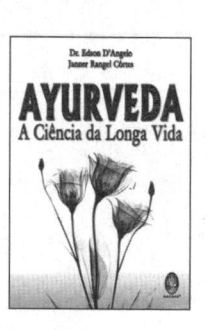

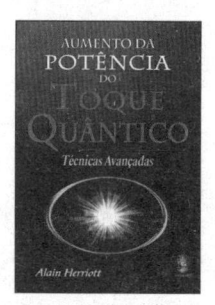

Aumento da Potência do Toque Quântico
Técnicas Avançadas

Alain Herriot

Esse é um livro prático e avançado que tem como base a aula de Aumento da Potência do Toque Quântico, que ensina aos alunos do Toque Quântico como aumentarem rapidamente a eficácia e a efetividade de suas sessões de cura com resultados duradouros. Alain Herriot apresenta novos métodos por meio de uma conversa com instruções passo a passo, de forma que você possa aprender a equilibrar seu sistema, despertar suas habilidades perceptivas e aprofundar sua capacidade de ajudar os outros.

O Poder Curativo dos Mudras

Rajendar Menen

A prática dos Mudras ajuda a pessoa a criar paz e força interior, a eliminar o cansaço e a ansiedade, a superar situações de estresse, pressão, culpa e raiva, a proteger a saúde física e emocional, acalma a mente e fortalece a intuição, promovendo um estado de felicidade, amor e longevidade.

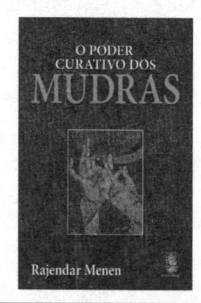

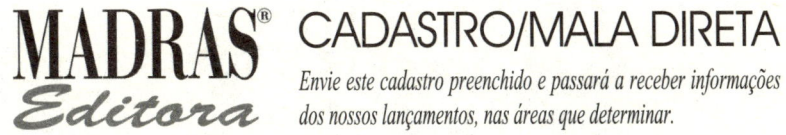

MADRAS® Editora — CADASTRO/MALA DIRETA

Envie este cadastro preenchido e passará a receber informações dos nossos lançamentos, nas áreas que determinar.

Nome _____
RG _____ CPF _____
Endereço Residencial _____
Bairro _____ Cidade _____ Estado _____
CEP _____ Fone _____
E-mail _____
Sexo ❏ Fem. ❏ Masc.   Nascimento _____
Profissão _____ Escolaridade (Nível/Curso) _____

Você compra livros:
❏ livrarias   ❏ feiras   ❏ telefone   ❏ Sedex livro (reembolso postal mais rápido)
❏ outros: _____

Quais os tipos de literatura que você lê:
❏ Jurídicos   ❏ Pedagogia   ❏ Business   ❏ Romances/espíritas
❏ Esoterismo   ❏ Psicologia   ❏ Saúde   ❏ Espíritas/doutrinas
❏ Bruxaria   ❏ Autoajuda   ❏ Maçonaria   ❏ Outros:

Qual a sua opinião a respeito desta obra? _____
_____

Indique amigos que gostariam de receber MALA DIRETA:
Nome _____
Endereço Residencial _____
Bairro _____ Cidade _____ CEP _____

Nome do livro adquirido: ***Massagem Terapêutica para Doenças das Áreas Vitais***

Para receber catálogos, lista de preços e outras informações, escreva para:

MADRAS EDITORA LTDA.
Rua Paulo Gonçalves, 88 – Santana – 02403-020 – São Paulo/SP
Caixa Postal 12183 – CEP 02013-970 – SP
Tel.: (11) 2281-5555 – Fax.:(11) 2959-3090
www.madras.com.br

MADRAS®
Editora

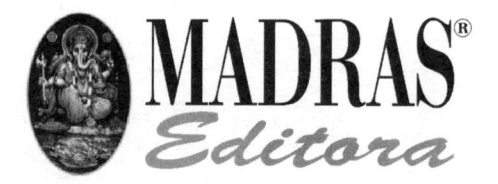

Para mais informações sobre a Madras Editora,
sua história no mercado editorial
e seu catálogo de títulos publicados:

Entre e cadastre-se no site:

www.madras.com.br

Para mensagens, parcerias, sugestões e dúvidas, mande-nos um e-mail:

marketing@madras.com.br

SAIBA MAIS

Saiba mais sobre nossos lançamentos,
autores e eventos seguindo-nos no facebook e twitter:

@madrased

/madraseditora